栄養科学シリーズ

NEXT

Nutrition, Exercise, Rest

人体の構造と機能

解剖生理学

河田光博・三木健寿・鷹股 亮／編　　第3版

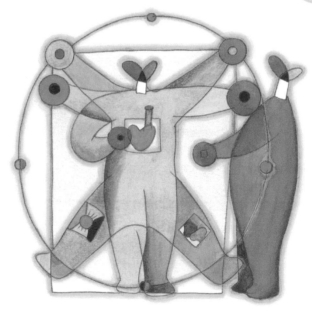

講談社

JN051321

第3版まえがき

　解剖生理学は生命科学の領域のなかで最も基本となる学問の一つであり，栄養科学を学ぶ学生にとって，人間の構造と機能は充分に把握しておかなければならないことは言うまでもない．NEXT 解剖生理学は，幸いにも執筆者の熱意と平易かつ的確な文体と図によって，多くの教育施設での採用がなされ，講義のための教科書として広く使用されている．

　本書の初版は，1998年に発行され，途中，管理栄養士・栄養士のカリキュラムの改変もあり，改訂版を望む声が多かった．感覚器の項の不足や，介護，リハビリといった社会情勢の変化に対して，骨格系や筋などの運動器の充実が望まれていたこともあり，感覚器の新規追加や運動器系の充実を中心に改訂し，2007年に第2版とした．

　第3版では，図版をフルカラーにすることで，より学習効果を高めることができた．また章の順番も「栄養士実力認定試験出題基準」に配慮している．

　解剖学や生理学そのものは，昨今の学問の急速な進展に大きく影響を受けているが，学生が学ぶべき基本的な内容については，いたずらに新知見に振り回されてはいけない．また，解剖生理学の講義は多くの場合初学年で行われており，人体理解を深めることに最大の力点が注がれねばならない．このことは初版以来，本書の根幹的考え方として貫かれている．

　本書は，執筆担当分野で実際の研究，教育に当たっている人達によって分担して書かれたもので，情報の原典にあたった正確な知識が記載されている．学生が学習するにあたって解剖生理学のどこが理解しがたい点なのか，に十分配慮したことが本書の特徴である．また，本書では，解剖学と生理学の融合をはかるために，解剖学と生理学を同じ章におさめ，解剖学と生理学の境界をなくし，学生の理解向上に配慮した．本書が，栄養士，管理栄養士のみならず，コメディカルの領域全体での教育に貢献でき，豊かな社会実現に向けての一助になれば幸いである．

　最後に，初版発行の際には三木美野氏，吉田茂子氏，第2版，第3版発行については神尾朋美氏の力を借りたことを付記し感謝の意を表す．

　2020年1月

編者　河田　光博

三木　健寿

鷹股　　亮

栄養科学シリーズ NEXT
新期刊行にあたって

　「栄養科学シリーズNEXT」は，"栄養Nutrition・運動Exercise・休養Rest"を柱に，1998年から刊行を開始したテキストシリーズです．2002年の管理栄養士・栄養士の新カリキュラムに対応し，新しい科目にも対応すべく，書目の充実を図ってきました．新カリキュラムの教育目標を達成するための内容を盛り込み，他の専門家と協同してあらゆる場面で健康を担う食生活・栄養の専門職の養成を目指す内容となっています．一方，2009年，特定非営利活動法人日本栄養改善学会により，管理栄養士が備えるべき能力に関して「管理栄養士養成課程におけるモデルコアカリキュラム」が策定されました．本シリーズではこれにも準拠するべく改訂を重ねています．

　この度，NEXT草創期のシリーズ総編集である中坊幸弘先生，山本茂先生，およびシリーズ編集委員である海老原清先生，加藤秀夫先生，小松龍史先生，武田英二先生，辻英明先生の意思を引き継いだ新体制により，時代のニーズと栄養学の本質を礎にして，改めて，次のような編集方針でシリーズを刊行していくこととしました．

　　・各巻ごとの内容は，シリーズ全体を通してバランスを取るように心がける
　　・記述は単なる事実の羅列にとどまることなく，ストーリー性をもたせ，学問
　　　分野の流れを重視して，理解しやすくする
　　・レベルを落とすことなく，できるだけ平易にわかりやすく記述する
　　・図表はできるだけオリジナルなものを用い，視覚からの内容把握を重視する
　　・4色フルカラー化で，より学生にわかりやすい紙面を提供する
　　・管理栄養士国家試験出題基準(ガイドライン)にも考慮した内容とする
　　・管理栄養士，栄養士のそれぞれの在り方を考え，各書目の充実を図る

　栄養学の進歩は著しく，管理栄養士，栄養士の活躍の場所も益々グローバル化すると予想されます．最新の栄養学の専門知識に加え，管理栄養士資格の国際基準化，他職種の理解と連携など，新しい側面で栄養学を理解することが必要です．本書で学ばれた学生達が，新しい時代を担う管理栄養士，栄養士として活躍されることを願っています．

シリーズ総編集　　木戸　康博
　　　　　　　　　宮本　賢一

1. 人の体の構成原理とダイナミクス

　私たちの健康は，体のしくみを正常に保つことによって支えられおり，その体のしくみを理解する中心基礎科目として解剖生理学がある．解剖生理学は，学問の細分化によって形（構造）を学ぶ解剖学と，はたらき（機能）を学ぶ生理学と，別々に発展してきた経緯がある．近年の傾向として解剖学，生理学を個別に扱うのではなく，両者を結びつけた解剖生理学という学問体系の方が，学習者にとって体のしくみを理解するのに効率的であるとされる．体の形（構造）はどのようになっているのか，また，はたらき（機能）はどうか，両者を重ね合わせて勉学を進めることが必要である．

1.1 細胞から個体へ：形（構造）の意味するところは？

　私たちの体は，さまざまな分子から成り立っている．タンパク質や，DNA，RNA などの核酸，脂質，糖，電解質など，いろいろな成分が体をつくり上げる．しかし，これらの分子はそれ自体で独立した状態で生命活動は営めない．細胞という場があって初めて，これらの分子が意味をもつようになる．したがって，細胞こそが自立的な生命の最小単位である．

　生物は，1 個の細胞からなる単細胞生物と，私たちの体のように細胞が多数集まった多細胞生物に分けられる．私たちの体は，実に数十兆個*の細胞から構成されている．これらの細胞は無秩序に配列しているのではなく，一定の規則に従った構成原理によって成り立っている．個々の細胞が勝手気ままにはたらきだせば，生命体は個としての機能を失い，生命現象を保つことはできなくなる．互いの細胞が構成原理に従って個体をシステム化しているのである．

　私たちの体を構成している細胞にはさまざまな形があるが，実は同じような形を呈した細胞が集まって存在している．このような同じ形態と機能を有する細胞の集まりを組織という．組織は，上皮組織，結合・支持組織，筋組織，神経組

＊細胞の大きさを 10 μm の立方体とし，密度を水と同じとすると，体重 60 kg のヒトで 60 兆個になる．最近（2013 年）になり，約 37 兆個や約 30 兆個といった報告もでてきている．

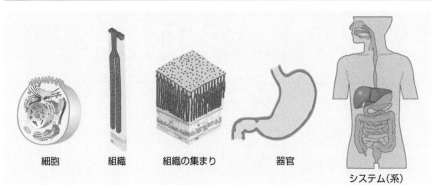

図 1.1　多細胞生物の階層性

細胞　　　組織　　　組織の集まり　　　器官

システム（系）

織の4種類に分類される．これらの4種類の組織が組み合わさって，器官または臓器がつくられる．さらに，人の体には多数の有機的な連絡をもつ臓器（器官）群があって，生体の機能が発揮されることとなる．このような臓器（器官）の集まりを**システム（系）**という．したがって，私たちの体では，**細胞－組織－臓器（器官）－システム（系）**という階層性から成り立っている（図1.1）．

　たとえば，胃腺の細胞は，腺という上皮組織をつくり，粘膜や筋組織ができ，胃という器官（臓器）となる．胃は単独で存在していても機能をもたない．胃の前に食道が，胃の後に小腸という臓器が連結してこそ消化機能が発揮される．ここに消化器系というシステムができ，他のシステムといっしょになって個体ができ上がることとなる．

1.2 ｜ 細胞から個体へ：はたらき（機能）はどのように変わるか？

　生命の基本的な営みは，アメーバのような単細胞生物でも，ヒトのような高等動物でも同様に見られる．単細胞生物は，自らの生命活動に必要な物質を細胞外（単細胞生物の場合は個体の周り）にある物質に受動的に依存している．たとえば，海の中の単細胞生物は，非常に容積の大きい外液の中にあるので，自分の消費する栄養あるいは排泄するもので外液の環境を変化させることは少ない．しかし，周囲環境の栄養がなくなればエネルギー代謝は停止し死に至る．周囲環境の温度が変化すれば，それに応じて代謝が変化する．極めて周囲の環境に依存しており，その生存個体維持は他律的である（図1.2A）．

　高等動物は単細胞生物に比べ，より安定した個体維持システムをつくっている．**細胞外液（内部）**環境を一定に保ち，陸地で生活できるようなシステムである（図1.2B, C）．まず，細胞の周囲環境をつねに一定に保つためのシステムをつくっている（ホメオスタシス，図1.2D）．具体的には，細胞の周囲は，つねに温度，浸透圧，pHなどの物理環境が一定で物質代謝に適した環境を保っている．また，代謝に

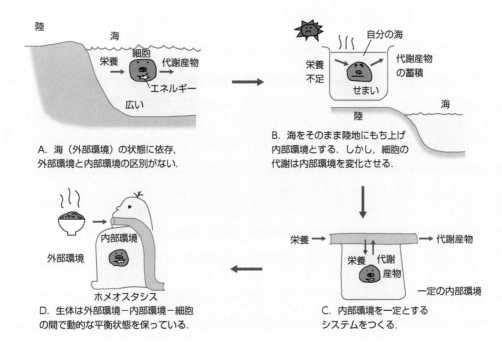

A. 海（外部環境）の状態に依存，
外部環境と内部環境の区別がない.

B. 海をそのまま陸地にもち上げ
内部環境とする. しかし, 細胞の
代謝は内部環境を変化させる.

C. 内部環境を一定とする
システムをつくる.

D. 生体は外部環境－内部環境－細胞
の間で動的な平衡状態を保っている.

図 1.2　ホメオスタシス獲得への道

必要な酸素，栄養素などはいつも必要を満たす程度にある. 代謝によって生じた老廃物は細胞周囲から速やかに取り去られる. そして, 体全体として調和を保った機能が発揮できるように情報伝達網が行き届いている. すなわち, 内部環境を細胞にとって最適に保つため, 栄養の輸送から老廃物の除去までさまざまなシステムが互いに協調して安定した一定状態をつくり出している. 内部環境は決して静的な一定状態ではなく, 体内での物とエネルギーの流れのなかで, 動的平衡状態をつくり出しているのである.

　正常に生きているということは, 生体内でさまざまな器官がシステムを形成して互いに協調してある機能を果たしており, かつ周囲環境と動的平衡が保たれている状態である. 生体全体としてのはたらきのしくみは, 個々の臓器の機能とその系のつながりを知ると理解が容易である. ヒトの機能は大きく, **植物性機能**と**動物性機能**に分けることができる. 植物性機能とは, 動物と植物に共通した機能で, 循環, 呼吸, 消化吸収, 代謝物排泄(腎機能), 生殖, 内分泌, 免疫などである. 動物性機能は動物で発達している, 運動(神経, 筋肉, 骨格), 感覚, 高次機能(思考, 記憶など)である.

1.3 構造と機能のつながり

　私たちの体を構成している細胞の形や構造がさまざまであるのは，それぞれある目的とするはたらきや機能を達成するためである．たとえば，筋細胞は収縮する目的に適した細長い形をしている．また，脂肪細胞は丸く，核は細胞の周辺に押しやられ，細胞質のほとんどが脂肪滴で埋めつくされている．

　私たちの体の組織や臓器もさまざまな形をしている．たとえば，肺は薄い袋状の形をしているが，肺胞上皮からなる薄い膜が膨らんだ球状の嚢（のう）の集まりである．肺胞の数は左右両方の肺で約6億個あって，その総表面積は80～100 m² にもなる．肺胞の周りを壁の薄い毛細血管が取り巻いており，血管内の血液と肺胞へ吸入された空気との間で，瞬時に酸素と二酸化炭素の交換が行われている．

　このように，細胞から組織，臓器，そして手足などの四肢に至るまで，その形の特徴によって機能が説明されることとなる．形態や構造ははたらきや機能の理解につながり，逆に機能を発揮するために特有の形が求められることとなる．

1.4 さまざまなシステムが協調して体をつくる

　私たちの体の形は，その個体がもつ遺伝子のはたらきによってつくり上げられるが，遺伝子がすべてを決めるわけではない．生後の周囲の環境が骨格系などに強く作用して形や大きさが変化することも知られている．

　私たちの体には，消化器系，呼吸器系，循環器系，泌尿器系，生殖器系，内分泌系，免疫系，神経系，感覚器系，運動器系があり，血液と体液を循環させ，エネルギー代謝を行いながら，個体としての自立性を保っている．また，外界との接点になる皮膚によって体は覆われている．このようにさまざまなシステムが協調して体をつくり，ダイナミクス（動態）を維持している．

　私たちの体は，樹木の太い幹と枝と同じように，体幹（たいかん）と体肢（たいし）に大きく分けられる．体幹はさらに，頭部，頸部（けいぶ），胸部，腹部，骨盤部，背部，殿部（でんぶ）に，体肢は上肢（じょうし）と下肢（かし）に区別される．さらに，上肢は上腕（じょうわん）と前腕（ぜんわん），下肢は大腿（だいたい）と下腿（かたい）に分けられる．また，私たちの体には内臓が収められているが，体の内部の空間を腔（くう）といい，胸腔（きょうくう），腹腔（ふくくう），骨盤腔（こつばんくう），頭蓋腔（とうがいくう），脊柱管（せきちゅうかん）に分けられ，それぞれの臓器が入っている．

　体には3種類の方向の切断面が設定される．地表に平行な水平面（すいへいめん），前額部（前頭部）に平行な前額面（ぜんがくめん）（あるいは前頭面または冠状面（かんじょうめん）），体の前後（腹背）に平行な矢状面（しじょうめん）

が区別される．これらの断面は，CT（コンピュータ断層撮影）やMRI（核磁気共鳴画像法），PET（ポジトロン断層法）などの画像診断などによく用いられている．

2. 遺伝子と細胞・組織

2.1 細胞とゲノム

A. 細胞は，細胞膜，細胞質と核から構成される

　細胞は，人体を構成する，生きるための構造と機能を備えた最小の単位である．人体には数百種類にもおよぶ数十兆個の細胞*が存在する．1つの受精卵が卵割，細胞分裂を繰り返し，ニューロン(神経細胞)や筋細胞など多種多様な細胞に分化していく．すべての細胞に共通した基本的な特徴に加えて，固有の形態と機能を備えることで，それぞれの細胞が特異的な役割を果たしている．

*p.1 注を参照．そのうちの84%は赤血球，5%は血小板とされ，無核の細胞である．

a. 細胞は，細胞膜によってアイデンティティー(独自性)を確保し，外界と交流する

　細胞(cell)の名称は，ロバート・フックが顕微鏡図譜『ミクログラフィア』(1665)において，コルクガシの死細胞を小部屋(cell)に見立てて命名したことに由来する．すべての細胞は細胞膜を床・天井・壁として形態を維持し，みずからの活動に必要な細胞内環境をつくる(図2.1)．

　壁に窓や扉があるように，細胞膜は外界との連絡の場として，物質輸送や細胞間情報伝達にあずかる．細胞膜の基本構造は，厚さ4〜6 nmの脂質二重層である．リン脂質(約75%)，コレステロール(約20%)，糖脂質(約5%)の3種類の脂質分子が疎水性領域を内向きにして二重の層に配列され，親水性の頭部は二重層の表層にあって細胞質や細胞外液と接する．コレステロールは脂質二重層の安定化や流動性に必須である．糖脂質は脂質二重層のうち細胞外界に面した細胞表層のみに存在し，その糖鎖は血液型抗原やウイルス感染受容体などのはたらきをもつ．シンガーとニコルソンの「流動モザイクモデル」(1972)によれば，二次元的に広がった脂質二重層に膜タンパク質がモザイク状に埋め込まれ，脂質もタンパ

nm：ナノメートル．1 nm = 10^{-9} m = 10^{-3} μm

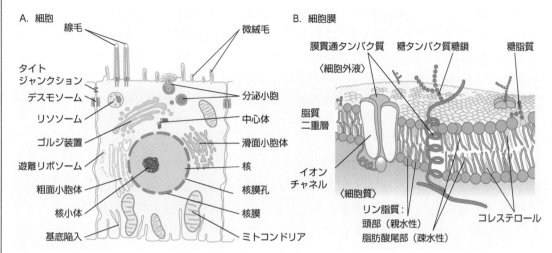

A. 細胞

線毛
微絨毛
タイト
ジャンクション
デスモソーム
リソソーム
ゴルジ装置
遊離リボソーム
粗面小胞体
核小体
基底陥入
分泌小胞
中心体
滑面小胞体
核
核膜孔
核膜
ミトコンドリア

B. 細胞膜

膜貫通タンパク質　糖タンパク質糖鎖　　糖脂質
〈細胞外液〉
脂質
二重層
イオン
チャネル
〈細胞質〉
リン脂質：
頭部（親水性）
脂肪酸尾部（疎水性）
コレステロール

図 2.1　細胞の模式図と細胞膜の構成

*近年，細胞膜は均一な脂質二重膜ではなく，特徴あるいくつかの脂質が集合した微小領域を形作っていることが明らかにされてきた．微小領域としてはカベオラ（小さな窪み）構造や脂質ラフト（筏）構造が知られており，それらはコレステロールや飽和脂肪酸を含むスフィンゴリン脂質に富んでいる．

ク質も固定化されることなく漂うように自由拡散するとされた*．その後，膜流動性が低い領域があることが示され，そこには膜タンパク質や糖脂質が局在し，シグナル伝達，細菌やウイルスの感染，小胞輸送などに重要な役割を果たしていると考えられている．膜タンパク質は，細胞外からのシグナルを受け取る**受容体**（レセプター），物質移動を担う**イオンチャネル**や水チャネル（アクアポリン），グルコースやアミノ酸の輸血を担う**トランスポーター**として機能する．小胞輸送は生体膜が陥入・発芽し，くびれ取られてできた小胞を介する物質移動であり，細胞内への物質の摂取は食作用，飲作用などの**エンドサイトーシス**による．分泌小胞に含まれるホルモン，神経伝達物質や消化酵素などは，**エキソサイトーシス**によって細胞外へ放出される．

b. 細胞質は，特定の機能を発揮する細胞小器官を含む

(1)サイトソル（細胞質ソル）　　細胞膜に包まれた細胞内容物から，核を除いたものが細胞質で，**サイトソルと細胞小器官（オルガネラ）**で構成される．サイトソルは 75 ～ 90%を占める水に，イオン（おもにカリウムイオン），グルコース，アミノ酸やタンパク質，脂質などが混ざり合ったコロイドであり，細胞が生きるために必要な多くの化学反応が起こる．

(2)細胞小器官　　細胞内で特定の機能を担うために特殊化された，特徴的な形態をもつ構造体が，**細胞小器官**である．①巨大タンパク質やタンパク質複合体であるもの，②生体膜を球・袋状にして配置し，区画化によって特異的な代謝を細胞内で並行的に進めたり，膜部分や内容物の小胞輸送にあずかる細胞内膜系，③ミトコンドリアのように細胞内共生で生じたもの，に大別される．

　細胞骨格は，細胞質に張り巡らされたタンパク質のフィラメントの網状構造である．球状タンパク質のアクチンが連なって線維状となった直径約 7 nm の**ミクロフィラメント**，細胞の種類ごとに異なるタンパク質で構成される直径約

10 nm の中間径フィラメント，球状タンパク質の α チューブリンと β チューブリンのヘテロダイマーを単位として構成される直径約 25 nm の中空の管である微小管の 3 種類がある．細胞の三次元構造の骨組みとして形態を維持し，細胞運動に関与する．また，微小管は細胞内の物質輸送のレールとなり，細胞分裂では染色体の移動に関与する．線毛や鞭毛（べんもう）の運動性は微小管に依存し，小腸の吸収上皮細胞などに見られ，細胞の表面積を広げる微絨毛（びじゅうもう）はミクロフィラメントで支えられる．

　中心小体は，9 組の三連微小管が環状に配置したもので，互いに直交する 2 個 1 組の中心小体が γ チューブリンなどを含むマトリックスに包まれて中心体が構成される．微小管形成中心としてはたらき，細胞分裂の際には紡錘体を編成する．

　リボソームは，リボソーム RNA とリボソームタンパク質を含む大小 2 つのサブユニットから構成され，これらのサブユニットは核小体で構築される．核から細胞質へ移行したリボソームは，遺伝情報に則したタンパク質を生合成する場所となる．細胞質に浮遊する遊離リボソームは，細胞内で使用するタンパク質を合成し，核膜や小胞体の膜に接合した付着リボソームは，膜タンパク質や分泌タンパク質を合成する．

　小胞体は，脂質二重層（生体膜）で囲まれた袋が槽や管となり，網目のように入り込んだ構造物で，核膜の外膜と連続する．表面にリボソームが付着したものを粗面小胞体といい，リボソームで合成されたタンパク質は粗面小胞体の内腔で糖鎖付加やフォールディング（折りたたみ）のプロセシングを受ける．滑面小胞体（かつめん）はリボソームをもたず，リン脂質やステロイドなどの脂質を合成する．カルシウムイオンの貯蔵庫として細胞内カルシウムイオン濃度を制御する小胞体もあり，とくに筋細胞ではカルシウムイオンの放出が筋収縮の引き金となる．また，肝細胞の滑面小胞体の内腔では，グルコース–6–ホスファターゼ（糖新生やグリコーゲン分解の最終反応にあずかり，血糖を調節）やグルクロン酸転移酵素（間接ビリルビンを抱合型にするなど解毒にあずかる）がはたらく．

　ゴルジ装置は，カミッロ・ゴルジによって鍍銀法（とぎん）で網状に染色される構造物として見いだされた．生体膜で包まれた扁平（へんぺい）な円盤状の袋である槽が数層にも重積し，槽の辺縁には輸送のための小胞が分布する．粗面小胞体からの輸送小胞はゴルジ装置と融合し，内腔では，グリコシダーゼや糖転移酵素による糖鎖修飾，リン酸化などのタンパク質のプロセシングが続けられる．修飾された物質はトランスゴルジネットワークを介して分別され，目的地に向かって選別輸送される．プロインスリンはゴルジ装置から分泌顆粒へと送り出され，内腔でインスリンと C–ペプチドにプロセシングされ，エキソサイトーシス（開口放出）される．

　リソソームは，生体膜に包まれた小胞で，ゴルジ装置でつくられる．内部は pH 5 程度の酸性に保たれ，多種の加水分解酵素を含む．エンドサイトーシスで

オートファジー：自食
作用ともいう．細胞が
もつ細胞内のタンパク
質を分解するしくみ．

生じたエンドソームと融合して内容物を消化したり，古くなった細胞小器官を消化したり，栄養飢餓状態でのタンパク質分解など，オートファジーにも関与する．

ペルオキシソームは，リソソームに類似した小胞で，肝細胞に大量に含まれる．アミノ酸や脂肪酸の代謝にかかわる酸化酵素を含む．酸化反応の副産物である過酸化水素（活性酸素のひとつ）を分解するカタラーゼも含み，過酸化水素の毒性が細胞の他の部分に及ばないようにしている．

プロテアソームは，サイトソルや細胞核内に存在する巨大なタンパク質複合体である．傷ついたり不完全な形のタンパク質は不要なものとしてユビキチンによって選択的に標識され，プロテアソームで加水分解される（ユビキチン-プロテアソーム系）．

ミトコンドリアは，滑らかな外膜と，ひだ状のクリステをもつ内膜で構成される．内膜の内腔をマトリックスといい，クエン酸回路（TCA サイクル）や，脂肪酸の β-酸化にかかわる代謝酵素を含む．生体のエネルギー通貨とされるアデノシン三リン酸（ATP）を酸化的リン酸化によって生み出すために，電子伝達系の複合体や ATP 合成酵素がミトコンドリア内膜に埋め込まれている．

c. 核は遺伝情報を保管し，タンパク質合成工場を組み立てる

内膜と外膜の 2 層の生体膜で構成された**核膜**が，核を細胞質から隔てる．核膜を貫く多数の**核膜孔**を介して，核と細胞質の間で物質移動が行われる．核内には細胞の遺伝情報の総体である**ゲノム**が**クロマチン**として存在する．クロマチンはデオキシリボ核酸（DNA）が**ヒストン**（タンパク質）に巻き付いたヌクレオソーム構造を単位に構成され，細胞分裂期には染色体凝縮の過程を経てコンパクトに折りたたまれ，棒状の**染色体**へと形態転換される．核内の核小体では，**リボソーム RNA** の転写やリボソームのサブユニットの構築が行われる．ニューロンのようにタンパク質合成のさかんな細胞では顕著な核小体が認められる．

d. 分裂によって細胞は増殖し，ヒトは個体として発生，発達を遂げる

細胞は，細胞分裂によって細胞自身をつくり出して数を増やす．一般の細胞が行う**体細胞分裂**を有糸分裂といい，22 対の常染色体と 2 本の性染色体の合計 46 本（二倍体）が，1 個の母細胞から遺伝的に等価に 2 個の娘細胞へ受け継がれる．有糸分裂から次の有糸分裂までの**細胞周期**は，有糸分裂期（M 期：前期，中期，後期，終期）と分裂間期（G_1 期，S 期，G_2 期）に区別される．分裂しない細胞は S 期には移行せず，G_0 期で静止する（図 2.2）．

配偶子（卵子や精子）を生み出すための生殖細胞分裂は，**減数分裂**といわれ，第一分裂と第二分裂の二段階で行われる．第一分裂の際に，母親と父親のそれぞれに由来する相同染色体が交叉して DNA の塩基配列の相同組換えが起こるため，1 個の母細胞から最終的に 4 個の遺伝的に異なる半数体（22 本の常染色体と 1 本の性染色体をもつ）の配偶子ができあがる．

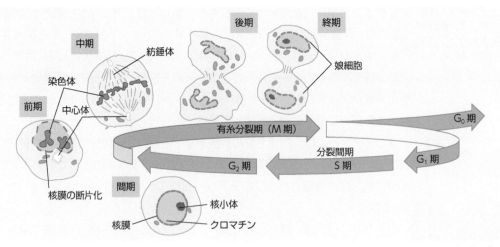

図 2.2 細胞周期と細胞分裂（有糸分裂）

B. ゲノムはヒトの設計図

a. ゲノムとは染色体 DNA に書き込まれた遺伝情報のすべてのことである

　形質は遺伝によって次世代へと伝えられる．遺伝情報は転写の区画となる**遺伝子**を基本単位として構築され，それぞれの遺伝子が特定のタンパク質，tRNA や rRNA などの設計図となる．ある生物のもつ遺伝情報の全体を**ゲノム**といい，ヒトでは核ゲノムとミトコンドリアゲノムで構成される．核ゲノムは約 30 億塩基対の二本鎖 DNA で構成され，22 種類の常染色体，X と Y の 2 種類の性染色体のそれぞれに分割されて保持される．ヒト核ゲノム DNA には設計図としての遺伝子・偽遺伝子の約 54,000*個に加え，遺伝子の時空間的発現を制御する情報が含まれる．

*タンパク質コード遺伝子約 20,200 個，ノンコーディング RNA 遺伝子約 18,000 個，偽遺伝子約 16,000 個，NCBI Homo sapiens Annotation Release 109.

b. ゲノム DNA は緻密な高次構造のクロマチンとして核に収納される

　遺伝情報は，DNA を構成する**アデニン**(A)，**グアニン**(G)，**シトシン**(C)，**チミン**(T)の 4 種類の核酸塩基の配列で規定される．1 つの核酸塩基に N–グリコシド結合したデオキシリボースにリン酸がエステル結合するデオキシヌクレオチドを構成単位として，ホスホジエステル結合で 5′→ 3′の方向に重合して一本鎖 DNA ができあがる．2 本の逆向きの DNA 鎖は，相補的塩基対($A = T/G \equiv C$)の間の水素結合によって**二重らせん**構造をとる（図 2.3）.

　1 個のヒト体細胞あたり約 60 億塩基対，約 2 m の長さの二本鎖 DNA は，クロマチンとして核に収められる．DNA の 146 塩基対が円盤状の**ヒストン 8 量体**(($H3/H4)_2$–$(H2A$–$H2B)_2$)に，左巻きらせんで巻きついたヌクレオソームを形成し，ヌクレオソームと数十塩基対のスペーサーを繰り返し単位とするビーズを糸でつないだような構造が，遺伝子転写の活発なユークロマチンに相当する．6 〜 7 個のヌクレオソームで 1 回転の超らせんを巻いて，直径 30 nm のクロマチン

2. 遺伝子と細胞・組織

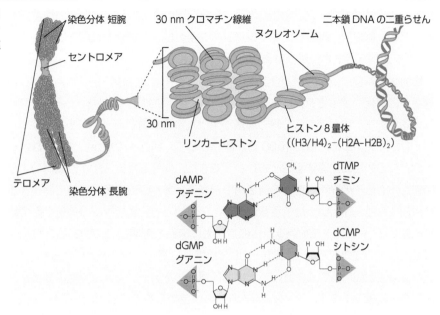

図2.3 染色体，クロマチン，DNA，デオキシヌクレオチドの塩基対

染色分体 短腕
セントロメア
テロメア
染色分体 長腕

30 nm クロマチン線維
ヌクレオソーム
二本鎖DNAの二重らせん
30 nm
リンカーヒストン
ヒストン8量体
$((H3/H4)_2-(H2A-H2B)_2)$

dAMP アデニン
dGMP グアニン
dTMP チミン
dCMP シトシン

＊ほかにもジクザクリボン構造や，30 nm線維はほとんど認められないとするクライオ電子顕微鏡での解析もある．

＝：水素結合2本，
≡：水素結合3本

線維が形成される（ソレノイド構造＊，図2.3）．H1ヒストン（リンカーヒストン）によって安定化されるこの凝縮構造がヘテロクロマチンに相当する．つねに凝縮して不活性な構成的ヘテロクロマチンは，染色体の長，短腕が交叉する**セントロメア**や染色体末端部の**テロメア**に認められる．テロメアDNAは細胞分裂に伴う複製のたびに短縮されて細胞老化を誘導する．生殖細胞ではテロメラーゼによってDNAが延長され，テロメア短縮は起こらない．

c．遺伝情報は伝達される：複製，転写，RNAプロセシング，翻訳

細胞分裂に先立つS期に，二本鎖DNAが複製され，2つの娘細胞に分配されてゲノムが受け継がれる．相補的な二本鎖DNAの**二重らせん構造**がほどかれ，おのおのを鋳型として相補鎖が新たにつくられる半保存的複製の様式による．

遺伝子発現の過程ではゲノムに含まれる遺伝子が転写される．二本鎖DNAの一方を鋳型として，相補的な塩基配列（A＝U[ウリジン]/G≡C）をもつrRNAやtRNA，mRNA前駆体（hnRNA：ヘテロ核RNA）がつくられる．hnRNAは，5′キャップ形成，3′ポリアデニル化，スプライシングによるイントロンの除去とエキソンの連結によって，タンパク質の設計図として機能するmRNAとなる．異なる組み合わせのエキソンをもつmRNAをつくり出す選択的スプライシングによって，1つの遺伝子から複数の異なるmRNAが生ずる．およそ十万種類のヒトのタンパク質を約20,200個のタンパク質コード遺伝子から産生する機構のひとつとしても重要である．

核膜孔を通って細胞質へ移行したmRNAは**リボソーム**と結合する．mRNAの開始コドン（AUG）に，相補的なアンチコドン（CAU）をもつ開始tRNAが結合し，

メチオニンを最初のアミノ酸としてペプチド合成が始まる．mRNA の塩基配列を，アミノ酸配列に読み替えてタンパク質を生合成する過程を翻訳という．

d. ゲノム科学が医学・栄養学に応用される

　ヒトゲノムプロジェクトが 2003 年 4 月に終了し，ヒトゲノム DNA の 30 億塩基対の配列が決定された．99.7%以上の塩基配列は同一ながら，0.3%程度に個人差(遺伝子多型)があり，1 個の塩基が欠けたり入れ替わる**一塩基多型**(SNP：スニップ)が，ゲノムあたり約 1000 万か所存在して，病気へのかかりやすさなど一人ひとりの個性に関連することもわかってきた．**伴性潜性遺伝**する血友病のように特定の遺伝子の異常に基づく遺伝病に加えて，多くの遺伝子が複雑に関連する糖尿病や高血圧症といった生活習慣病などについても，スニップの遺伝子型の網羅的解析(ゲノムワイド関連解析)から発症メカニズムが解明されつつある．食品や医薬品による効果を遺伝子発現レベルを指標としてゲノムワイドに検証したり，ゲノムの個人差に基づく体質のちがいを前提とした**テーラーメイド型**の栄養，健康管理の基盤としても，ゲノム科学の応用が進められている(ニュートリゲノミクス)．

2.2 ｜組織

　人間社会における「組織」と同じように，ヒトの体でも，細胞が集まって一定の目的や機能をもつ組織をつくっている．肉眼ではわからないが，顕微鏡で見ると体の中のどの臓器も，4 種類の組織(上皮組織，結合・支持組織，筋組織，神経組織)が単独もしくは組み合わさってできていることがわかる．

A.　上皮組織は表面，内腔を覆う

　上皮組織は，上皮細胞が石垣のようにすきまなく並んだ組織で，体の表面，腸や気管のような管状の臓器の内面，および胸腔と腹腔の内面を覆っている．

a.　上皮組織の細胞は，いろいろな顔をもつ

　上皮組織は上皮細胞の形と配列のしかたによって，扁平上皮(単層，重層)，立方上皮，円柱上皮，線毛上皮，多列上皮，移行上皮に分けられる(図 2.4)．上皮組織は，体の内外の表面を覆うだけでなく，腺上皮(唾液腺，膵臓)，呼吸上皮(肺)，吸収上皮(腸)，感覚上皮(網膜，内耳)なども含まれる．

b.　腺は分泌する

　上皮組織がその下の結合組織の中に落ち込み，そこで何かを分泌するようになったものを腺という(図 2.5)．腺ともとの上皮をつなぐ導管があるものを**外分泌腺**，導管がなくなって分泌物を周囲の結合組織に分泌するようになったものを

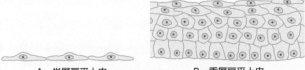

A. 単層扁平上皮　　　B. 重層扁平上皮　　　C. 立方上皮

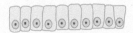

D. 円柱上皮

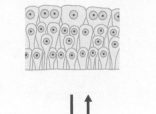

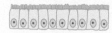

E. 線毛上皮

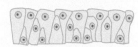

F. 多列上皮

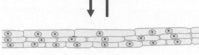

G. 移行上皮

図 2.4　上皮組織のさまざまな形態

内分泌腺という（「10.1 内分泌系の構造」を参照）．肝臓や膵臓はもともと小腸の上皮が落ち込んでできた，複雑に枝分かれする大きな腺といえる．

B.　結合・支持組織は 3 種類ある

　結合・支持組織とは，体の支持，外形の保持，臓器や組織間の結合・充填を行っている組織である．上皮組織と異なり，結合・支持組織では細胞と細胞の間に広いすきまがあり，そこに細い糸のような線維と，基質といわれる物質が埋まっている．結合・支持組織は骨組織，軟骨組織，結合組織の 3 種類に分けられる．

a.　骨組織はハバース層板が基本

　骨をつくっている骨組織は，人体中では歯の次に硬い．これは基質に大量の**カルシウムとリン**が沈着しているからで，そのためカルシウムが不足すると骨はもろくなる．骨組織を顕微鏡で見ると，たくさんの骨細胞が同心円状に並び，その中心に血管が通る管（ハバース管）がある（図 2.6）．この血管を中心にした同心円状の構造をハバース層板という．ハバース層板とハバース層板の間には**介在層板**がある．

b.　軟骨組織は基質と線維に特徴がある

　軟骨をつくっている軟骨組織は，骨組織よりやわらかくて弾力性がある．鼻の先端付近は軟骨，つけ根は骨でできているので，両者をさわって比べると，軟骨と骨のちがいがよくわかる．軟骨組織は軟骨細胞と線維と基質でできているが，線維と基質（コンドロイチン硫酸）の量と種類によって，硝子軟骨（基質が多い：気管軟

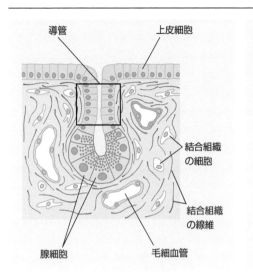

導管　　　　　　　上皮細胞

結合組織
の細胞

結合組織
の線維

腺細胞　　　　　　毛細血管

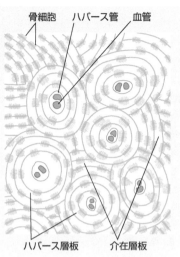

骨細胞　ハバース管　血管

ハバース層板　　　介在層板

図 2.5（左）　腺
外分泌腺では，分泌物
は導管を通って上皮の
表面に放出される.
図 2.6（右）　骨組織の
層板構造

骨，関節軟骨），**線維軟骨**（膠原線維が多い：椎間円板，恥骨結合），**弾性軟骨**（弾性線維が多い：耳介軟骨，喉頭蓋軟骨）の 3 種類がある.

c.　結合組織は組織の接着剤

　臓器と臓器あるいは組織と組織をくっつけたり，そのすきまを埋める，接着剤のような組織が結合組織である. 結合組織は細胞と線維と基質からなるが（図 2.7），それらの種類と量によってさまざまなタイプの結合組織ができる.

(1) 疎性結合組織　　細胞と線維が少なく，基質が多い（粘膜下組織）.
(2) 線維性結合組織　　膠原線維が多い（腱，真皮，髄膜）.
(3) 弾性組織　　弾性線維が多い（大動脈の壁）.
(4) 細網組織　　リンパ組織に見られ，細網細胞と細網線維が網目をつくる（リンパ節，脾臓，骨髄）.
(5) 膠様組織　　胎児の臍帯に見られる粘液の多い結合組織.

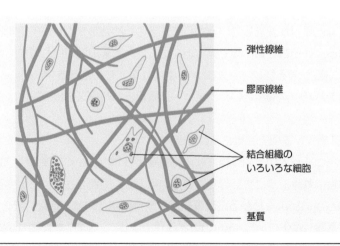

弾性線維

膠原線維

結合組織の
いろいろな細胞

基質

図 2.7　結合組織を構
成する細胞と線維

(6)脂肪組織　　脂肪細胞が大部分を占める（皮下組織）.

(7)血液とリンパ　　血球と血漿からなる（「6. 血液と体液」を参照）.

C.　筋組織は筋線維の集まり

a.　筋線維には多数のアクチンフィラメントとミオシンフィラメントがある

　筋組織は筋をつくる組織である. 筋は多数の筋線維（筋細胞）からなる. 筋線維とは筋細胞のことであるが，非常に細長いので筋線維ともいう. 1本の筋線維は多数の筋原線維の束である（図 2.8A）.

　1本の筋原線維は，アクチン，ミオシンというタンパク質からなる 2 種類のフィラメントが，交互に並んだ束である（図 2.8B）. 隣り合うアクチンフィラメントとミオシンフィラメントの配置は，縦方向に互いにずれている. そのために，アクチンフィラメントとミオシンフィラメントが重なっている部分は，筋線維全体として暗く見え（A 帯），アクチンフィラメントだけの部分は明るく見える（I 帯）. このように 2 種類のフィラメントが規則正しく配列している筋線維は，表面に明暗のしま模様（横紋）が見えるので横紋筋という（図 2.9）. 2 種類のフィラメントの配列が不規則な筋線維では，縞模様は見えないので平滑筋という.

　筋が収縮するときは，隣り合ったアクチンフィラメントとミオシンフィラメントの間で滑り合いが起こる（14.3B「筋肉が収縮するしくみ」参照）. Z 帯と Z 帯の間の

図 2.8　筋線維の構造

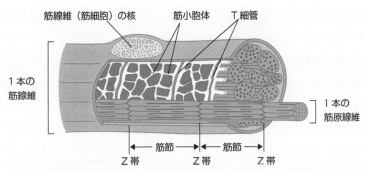

A. 1 本の筋線維の内部構造

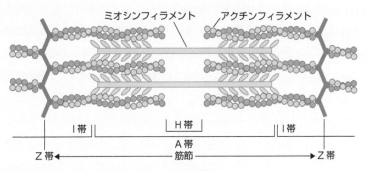

B. アクチンフィラメントとミオシンフィラメントの配列

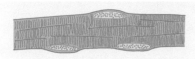

図 2.9　2 種類の筋線維

A.　横紋筋線維　　　　　　　　　　　　　　　　　B.　平滑筋線維

筋節が，筋の収縮・弛緩の基本単位となる（図 2.8A）．筋線維の中には，筋収縮の刺激（活動電位）を伝える T 細管，筋収縮の引き金となる Ca^{2+} を貯蔵する筋小胞体がある．

b.　骨格筋と心筋は横紋筋

骨格筋（骨についている筋）と心筋（心臓の壁をつくる筋）は横紋筋である．骨格筋はその人の意思で収縮させることができるので，随意筋という．心筋は意思とは無関係に収縮・弛緩を繰り返している（心臓を止めようと思っても止められない）ので，不随意筋である．

c.　内臓筋は平滑筋

腸や気管のような管状臓器の壁や，血管壁にある筋は平滑筋である．平滑筋はすべて不随意筋である．

D.　神経組織はニューロンとグリアでできている

a.　ニューロンが興奮の主役

ニューロン（神経細胞）は突起をたくさんもった細胞で，刺激（一種の電気である）がその突起を伝わることによってさまざまな情報や指令が伝わる（図 2.10）．

(1)ニューロンの突起　　ニューロンの長い突起を神経線維といい，軸索（神経突起）と樹状突起の 2 種類がある．軸索は刺激を細胞体から遠ざかる方向（遠心性）に伝える突起で，樹状突起は刺激を細胞体に向かう方向（求心性）に伝える突起である．軸索は普通 1 本で非常に長く（1 m 近いものもある），樹状突起は何本かあって樹木のように枝分かれしている．

(2)髄鞘とシュワン鞘　　神経線維はさやに包まれていることが多い．このさやには，髄鞘（ミエリンという物質が豊富なのでミエリン鞘ともいう）とシュワン鞘の 2 種類がある．髄鞘は，中枢神経ではオリゴデンドロサイト（稀突起膠細胞），末梢神経ではシュワン細胞の突起が，神経線維のまわりに何重にも巻きついたものである．シュワン鞘とはその名のとおり，末梢神経線維にシュワン細胞自身が巻きついてできたさやである．髄鞘と髄鞘の間をランヴィエの絞輪という．

(3)シナプス　　ニューロンとニューロンのつなぎ目（必ずわずかなすきまがある）をシナプスという．シナプスはニューロンの突起どうしの間にもできるし，突起と細胞体の間にもできる．突起を伝わる刺激は，シナプスの間隙を越えて次のニューロンに伝わっていく．脳ではたくさんのニューロンがシナプスでつながって，複

図 2.10　ニューロン（神経細胞）

ニューロンは，細胞体と神経線維（軸索，樹状突起）からなる.

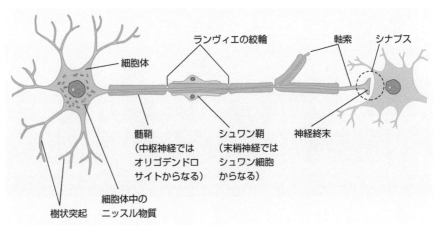

雑な網目（神経回路）をつくっている.

b.　グリアはニューロンを助ける

　グリアはニューロンを養ったり，ニューロンのはたらきを助ける細胞で，**アストロサイト**（星状膠細胞），**オリゴデンドロサイト**（稀突起膠細胞），**ミクログリア**（小膠細胞），**上衣細胞**，**シュワン細胞**がある.　アストロサイトは毛細血管とニューロンの間に介在し，血液と脳組織（とくにニューロン）の間の物質交換を助ける.　オリゴデンドロサイトとシュワン細胞は神経線維の周囲に髄鞘をつくる.　ミクログリアは脳内に侵入した細菌や異物，あるいは死滅したニューロンやグリアを処理する.　上衣細胞は脳室の内表面を覆う.

【問題】　細胞についての記述である.　正しいのはどれか.
(1) 細胞膜の主成分は，トリアシルグリセロールである.
(2) ミトコンドリアの主な役割は，たんぱく質の合成である.
(3) 小胞体には，クエン酸回路が存在する.
(4) 細胞質基質では，解糖系の反応が進行する.
(5) リボソームの主な役割は，ATP の合成である.

[平成 30 年度栄養士実力認定試験問題 16]

3. 運動器系

成人の体には約200個の骨があり，これらはおもに関節により連結し，人体の骨組みをなす骨格を形成する．骨格には筋が付着し，その収縮によって関節の屈曲や伸展が起きる．このように骨格系と筋系とあわせて運動器系という．

3.1 骨・関節系の構造

A. 骨は体の支柱をなす

a. 骨のはたらき

骨の生理的作用は体の支柱をなすところにあり，受動的運動器官としてはたらく．また臓器を保護し(頭蓋腔，胸郭，骨盤，脊柱管)，カルシウムを貯蔵し(体内カルシウムの約97%)，髄腔に骨髄を有することより造血器官としてもはたらく．

b. 骨の構造

骨は骨膜，骨質，骨髄，軟骨組織からなる．骨の表面は，関節面を除いて結合組織の骨膜で覆われている(図3.1)．骨膜は血管・神経に富み，骨を保護するとともに骨に栄養を供給する．また骨質は外部の強固な**緻密質**と内部の多数の海綿様の小腔と骨小柱を有する**海綿質**からなる．緻密質は何層もの骨層板からなり，とくに**ハバース層板**(図2.6参照)では**ハバース管**を中心に同心円状に骨細胞が取り巻き，緻密質の構成単位となる．これを**骨単位(オステオン)**という．ハバース管は緻密質の中を縦走し，骨膜からの血管を導く横走または斜走する**フォルクマン管**と交通し，血管が通る(図3.2)．海綿質の小腔と骨髄腔には**骨髄**が満たされている．

骨髄は組織学的には細網組織からなり，造血機能を営む(赤色骨髄)．加齢とともに体肢の骨の骨髄は脂肪組織に置き換わり，造血機能を失ってくる(黄色骨髄)．幼少時の骨髄はすべて赤色骨髄であるが，加齢とともに骨髄は黄色骨髄となり，

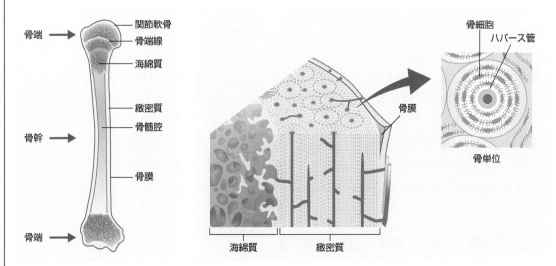

| 図 3.1　骨の内部構造 | 図 3.2　緻密質の構造 |

高齢者では貧血の一要因となる．高齢者でも体幹(たいかん)の骨は赤色骨髄を有する．

　骨の関節面には**関節軟骨**があり，また成長期の長骨では骨幹と骨端の間には骨端軟骨が存在する．

c.　骨の発生様式

　骨の発生には**膜内骨化**と**軟骨内骨化**の 2 つの様式がある．膜内骨化は結合組織の膜の中に直接骨が形成されるもので，頭蓋冠や顔面頭蓋を構成する骨，鎖骨に見られる(付加骨)．この発生様式の経過中に見られるのが，新生児および乳幼児期の**泉門**である(図 3.3)．泉門は骨が境するところにある未骨化の結合組織の膜性部分で，大泉門は左右の前頭骨と左右の頭頂骨との間にある大きな菱形を呈し，小泉門は左右の頭頂骨と後頭骨との間にあって三角形のものをいう．おのおのの閉鎖は前者では生後 1 年半から 2 年，後者では生後 6 か月から 1 年かかる．

　軟骨内骨化は，まず軟骨により骨の原型が形成され，これが骨組織で置き換えられたもので，私たちの体の大部分の骨はこの様式により発生する(置換骨)．

図 3.3　新生児と成人頭蓋の比較

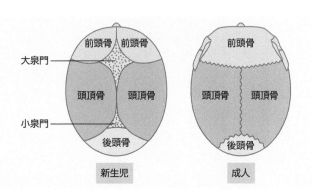

骨の増厚は骨表面を覆う骨膜により骨質が再生され，骨の太さを増加していく．また骨の伸長は骨端軟骨で行われ，軟骨細胞の増殖とその骨化で骨の長さを増加していく．骨の伸長は**下垂体前葉**から出る成長ホルモンの支配によるもので，思春期以降にはこのホルモンの分泌が止まり，骨の伸長も止まる．骨端軟骨は伸長とともにしだいに**骨化**して，骨端線として残る．

d. 骨の成分

骨の化学的成分は約 20％が**水分**，約 50％が**リン酸カルシウム**を主とする無機質で残り約 30％が有機質である．乳児の骨は有機質に富み，弾力性があり折れにくいが，高齢者の骨は有機質が少なく弾力性が少なくなり，骨折を起こしやすくなる．

B. 全身骨格：頭蓋骨，脊柱，上肢・下肢の骨

a. 頭蓋骨
<small>とうがいこつ</small>

頭蓋は 15 種 23 個の骨により構成され，脳を入れる**脳頭蓋**（前頭骨，頭頂骨，後頭骨，側頭骨，蝶形骨，篩骨，図 3.3 参照）と，顔面を構成する**顔面頭蓋**（鼻骨，鋤骨，下鼻甲介，上顎骨，涙骨，頬骨，口蓋骨，下顎骨）からなる．

b. 体幹の骨

(1)脊柱　脊柱は 32 〜 35 個の椎骨が重なり合ってできる骨格で，上方から 7 個の**頸椎**，12 個の**胸椎**，5 個の**腰椎**，5 個の**仙椎**，3 〜 5 個の**尾椎**に区別される．成人では仙椎と尾椎は骨結合により 1 個の仙骨と尾骨になる．脊柱は体幹の支柱をなし，また脊柱管に**脊髄**を入れて保護する（図 3.4）．脊柱を横から見ると，

図 3.4　脊柱の弯曲

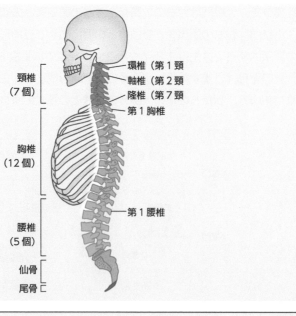

頸椎
（7 個）

環椎（第 1 頸
軸椎（第 2 頸
隆椎（第 7 頸
第 1 胸椎

胸椎
（12 個）

第 1 腰椎

腰椎
（5 個）

仙骨
尾骨

図 3.5　全身骨格

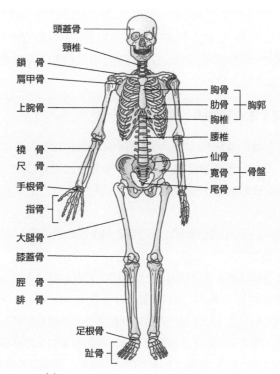

頭蓋骨
頸椎
鎖　骨
肩甲骨
上腕骨
橈　骨
尺　骨
手根骨
指骨
大腿骨
膝蓋骨
脛　骨
腓　骨
足根骨
趾骨

胸骨
肋骨　｝胸郭
胸椎
腰椎
仙骨
寛骨　｝骨盤
尾骨

頸椎部と腰椎部では前弯し，胸椎部と仙椎部・尾椎部は後弯している．これを生理的弯曲という．脊柱のこのような弯曲は直立歩行をするヒトに特有なもので，胎児や新生児では後弯のみを示す．

(2)胸郭　胸郭は 1 個の胸骨，12 対の肋骨，12 個の胸椎で構成され，胸部内臓を保護するかご状の骨格である（図 3.5）．第 1 〜 7 肋骨は肋軟骨を介して直接胸骨と連結するが，第 8 〜 10 肋骨は上位肋軟骨に結合し，第 7 肋軟骨を介して胸骨に連結する．第 11 〜 12 肋骨は短く，胸骨に達せず，その先端は遊離している．

c.　上肢の骨

　上肢を体幹に連結する上肢帯の骨と，自由上肢の骨とに分けられる．上肢帯の骨には鎖骨と肩甲骨があり，自由上肢骨は上腕部の上腕骨，前腕部の尺骨とその外側部の橈骨，手部には 8 個の手根骨，5 個の中手骨，3 種 14 個の指骨（基節骨，中節骨，末節骨）がある．

d.　下肢の骨

　下肢を体幹に連結する下肢帯の骨と，自由下肢の骨とに分けられる．下肢帯の骨は 1 対の寛骨であり，仙骨，尾骨とともに骨盤を形成する．寛骨はもともと腸骨，坐骨，恥骨の 3 種の骨が分かれていたものが（Y 字軟骨で結合），成長とともに 1 つの寛骨となる．骨盤は上部の大骨盤と下部の小骨盤とに区別され，小骨盤は骨盤内臓を保護するとともに，産道ともなる．また骨盤は骨格中で最も性差

3.1　骨・関節系の構造

21

が顕著である.

　自由下肢は大腿部の**大腿骨**，下腿部内側の太い**脛骨**と外側の細い**腓骨**，足部の7個の**足根骨**(踵骨，距骨などがある)，5個の中足骨，3種14個の趾骨(基節骨，中節骨，末節骨)からなる.

C.　骨をつなぐ主要な関節，軟骨，靱帯

　骨の連結は不動性の連結と，可動性の連結(関節)に分けられる(図3.6).　不動性の連結は，さらに線維性の連結(縫合，釘植)，軟骨性の連結(関節円板，恥骨結合)，骨性の連結(寛骨，仙骨)に分けられる.

a.　関節の一般構造

　可動性の連結は，複数の連結骨間に関節包で包まれた閉鎖系の**関節腔**が存在し，大きな可動性がある(図3.7).

　関節を形成する骨端部には，突出した**関節頭**とこれを受け入れるくぼんだ**関節窩**があり，これら両骨尖端部には**関節軟骨**が存在する.　関節包内面には透明で粘稠に富んだ滑液を分泌する滑膜があり，関節面での摩擦を軽減し関節運動を滑らかにしている.　運動負荷の大きな関節では，関節包をなす線維膜の一部が発達し，**靱帯**を形成する.　また股関節では大腿骨頭靱帯，膝関節では膝十字靱帯(前十字靱帯，後十字靱帯)などの**関節内靱帯**もある.

図 3.6　骨の連結

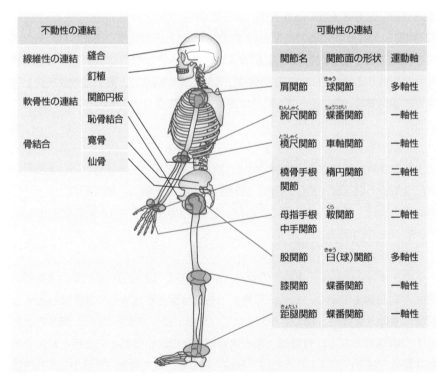

不動性の連結		可動性の連結		
線維性の連結	縫合	関節名	関節面の形状	運動軸
	釘植	肩関節	球関節	多軸性
軟骨性の連結	関節円板	腕尺関節	蝶番関節	一軸性
	恥骨結合	橈尺関節	車軸関節	一軸性
骨結合	寛骨	橈骨手根関節	楕円関節	二軸性
	仙骨	母指手根中手関節	鞍関節	二軸性
		股関節	臼(球)関節	多軸性
		膝関節	蝶番関節	一軸性
		距腿関節	蝶番関節	一軸性

図 3.7　関節の一般構造

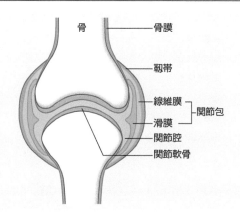

骨
骨膜
靱帯
線維膜 ┐
　　　　├ 関節包
滑膜 ┘
関節腔
関節軟骨

3.2 筋系の構造

A. 筋は筋線維（筋細胞）の集まり

　筋は筋線維の種類により組織学的に横紋をもつ**横紋筋**と，横紋をもたない**平滑筋**に区別する．横紋筋には骨格につく**骨格筋**と，心臓壁を構成する**心筋**がある（図 3.8，表 3.1）．骨格筋は自由意思で筋収縮可能な**随意筋**で，脳・脊髄神経により支配される．これに対し種々の内臓諸器官や血管壁などに存在する平滑筋と心筋は，意思により収縮させることはできない**不随意筋**で自律神経に支配される．本節で扱うのは骨格筋である．人体には大小 400 種あまりの骨格筋があり，体重の 40 〜 50％を占める．

図 3.8　筋肉の種類

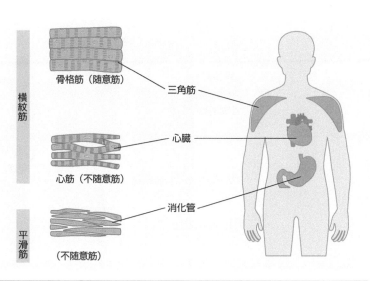

横紋筋

骨格筋（随意筋）
三角筋

心筋（不随意筋）
心臓

平滑筋

（不随意筋）
消化管

	骨格筋	心筋	平滑筋
細胞の長さ	1 mm ～ 20 cm	50 ～ 100 μm	20 ～ 200 μm
細胞の直径	10 ～ 100 μm	10 ～ 20 μm	5 ～ 10 μm
細胞の形態	長い円柱状	短分岐の円柱状	紡錘形
核	多核	単核	単核
横紋	あり	あり	なし
再生能力	低い	なし	あり

表 3.1　筋の種類

a. 骨格筋の形状

典型的なものは**紡錘状筋**であるが，羽状筋，半羽状筋，板状筋，輪状筋，二頭筋，三頭筋，四頭筋，二腹筋，多腹筋，鋸筋など種々の形状の筋がある．

b. 骨格筋の構造

筋は一般に一方の骨から起こり（起始），関節を乗り越えて他方の骨に停止する（停止）．筋の起始部は**筋頭**，筋の中間部を**筋腹**，停止部を**筋尾**という（図3.9）．筋の起始部，停止部は白い膠原線維の束の**腱**となって骨につく．板状筋では膜状となった**腱膜**になる．筋全体の表面は**筋上膜**という結合組織の膜で覆われ，内部は多数の**筋線維**が集まって**筋束**をつくり，おのおのの筋束はさらに筋周膜により包まれる．また筋束をつくるおのおのの筋線維は筋内膜により包まれている．1本の骨格筋線維は一般に直径 10 ～ 100 μm，長さ数 cm の多核細胞である．核は細胞表面近くに散在し，細胞質には無数の筋原線維が平行に筋線維の長軸方向に走っている．

c. 筋の補助装置

筋のはたらきを円滑に行うため**筋膜**，**滑液包**，**腱鞘**（滑液鞘），滑車，種子骨などの補助装置がある．**筋膜**は個々の筋または筋群全体の表面を包む結合組織の膜

図 3.9　骨格筋の構造と神経

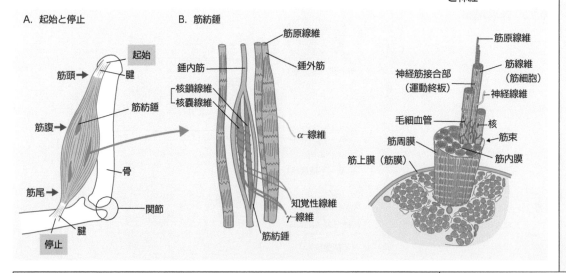

A. 起始と停止
起始
筋頭
腱
筋紡錘
筋腹
骨
筋尾
関節
腱
停止

B. 筋紡錘
筋原線維
錘外筋
錘内筋
核鎖線維
核嚢線維
α 線維
知覚性線維
γ 線維
筋紡錘

筋原線維
筋線維（筋細胞）
神経筋接合部（運動終板）
神経線維
毛細血管
核
筋束
筋上膜（筋膜）
筋周膜
筋内膜

3.　運動器系

で，筋間中隔ともなる．筋膜は，筋を保護するとともに筋収縮時における近接筋間の摩擦をなくし，運動を円滑にする．滑液包は，筋または腱が骨，皮膚，関節周辺で摩擦を起こしやすい所にある膜性の小嚢で，粘稠な滑液を含む．摩擦を減じ，滑動を円滑にする．腱鞘は，鞘状の滑液包が長い腱を包んで腱を保護し，また腱の動きを円滑にする袋状の膜構造物である．滑液包同様に中に滑液を含む．滑車は，腱の走行を変え，筋の作用方向を変える骨または軟骨構造物をいう．種子骨は，腱の中に生じた小さな骨で，腱と骨との摩擦を軽減する．膝蓋骨は大腿四頭筋の腱の中にできた人体最大の種子骨である．

d. 筋の作用

筋の作用はその収縮により行われ，屈曲・伸展，内転・外転，外旋・内旋などの運動が行われる．一般に1つの運動を行うにも多数の筋が同じ方向にはたらく必要がある．これら同じ方向の運動に参加する筋群を協力筋という．またその反対方向にはたらく筋群を拮抗筋という．

e. 骨格筋の神経支配

骨格筋に分布する神経は決まっており，これをその筋の支配神経という．支配神経には運動神経と知覚神経が含まれる．1本の運動神経であるα–運動ニューロンと，そのニューロンが支配する骨格筋線維群を運動単位といい，神経終末部の筋と神経の接合部は，神経筋接合部（運動終板）という．細かな運動を行う手指の筋や外眼筋などでは1つの運動単位に含まれる筋線維は数本であるが，大まかな運動を行う下肢の筋では数百本にもなる．α–運動ニューロン終末部は分岐し，数本から数百本の骨格筋線維とシナプスを形成する．神経終末からアセチルコリンが放出され，骨格筋細胞の膜に存在するアセチルコリン受容体（ニコチン性）と結合して骨格筋線維を興奮させ，筋収縮を導く．骨格筋に分布する支配神経には知覚性線維も含まれ，これらの線維は筋の過伸張を防ぐ筋紡錘や腱の伸び過ぎを防ぐ腱紡錘に入る（図3.9B）．

筋紡錘は，骨格筋内にあり，結合組織の被膜で包まれた紡錘形の受容器である．筋紡錘内には特殊な錘内筋（γ–運動ニューロンが支配）が存在し，この錘内筋線維（核鎖線維と核嚢線維）に知覚と運動神経線維が巻きついている．筋紡錘は周囲の錘外筋が伸びると同方向に引っ張られて伸び，知覚性線維はその伸張状況を脊髄に送る役割をなす．

脊髄に伝えられた情報は，脊髄前角にあるα–運動ニューロンを介して伸張した錘外筋の収縮を起こし，筋が過度に伸張して損傷するのを防ぐ．また錘内筋に分布するγ–運動神経線維は，錘内筋を常時適度な収縮状態に保ち，緩みを抑えて筋紡錘の感度を調節している．腱紡錘は筋から移行する腱部分に存在し，筋収縮時の腱に加わる張力を感知し，知覚性線維により脊髄に伝え，筋収縮を支配するα–運動ニューロンを抑制して，腱の過度の伸張や断裂を防ぐ．

B. 全身の主要な筋

a. 頭部の筋

　顔面の浅層にある**顔面筋**（表情筋）と，深層にある**咀嚼筋**がある．顔面筋は皮筋で，喜怒哀楽など顔の表情を表し，顔面神経の支配を受ける．おもなものは眼輪筋，前頭筋，頬筋，口輪筋などである（図3.10）．顔面神経麻痺では，障害側の顔面筋は弛緩し，健常側では緊張するため，顔の表情が健常側にひきつって見える．また障害部位により，唾液分泌や味覚障害ならびに聴覚過敏などの症状が起こる．

　咀嚼筋は，頭蓋から起こり下顎骨に停止する4対の筋群で，**咬筋**，**側頭筋**，**内側翼突筋**，**外側翼突筋**がある（図3.11）．咀嚼など顎関節の運動に関与し，下顎神経（三叉神経第3枝）の支配を受ける．

b. 頸部の筋

　前頸部には皮筋の広頸筋，その下層の舌骨上筋，舌骨下筋があり，開口や嚥下，舌骨を下方に引く運動に関与する．側頸部では斜走する強大な**胸鎖乳突筋**がある．後頸部には斜角筋があり，肋骨を挙上し，吸気の補助をする．

c. 胸部の筋

　胸郭の前壁と外側壁にある筋群で，浅胸筋，深胸筋，横隔膜に分ける．浅胸筋

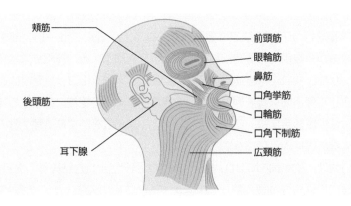

図 3.10　顔面筋（表情筋）

頬筋
前頭筋
眼輪筋
鼻筋
口角挙筋
後頭筋
口輪筋
口角下制筋
耳下腺
広頸筋

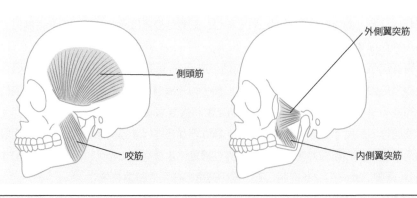

図 3.11　咀嚼筋

側頭筋
咬筋
外側翼突筋
内側翼突筋

は胸郭前壁から起こって上肢につく筋で，腕神経叢からの筋枝の支配を受ける．深胸筋は左右11対の肋間隙に存在する肋間筋で，肋間神経の支配を受け，呼吸運動に関与する．浅胸筋には大胸筋，小胸筋，前鋸筋がある（図3.12）．大胸筋は前胸部にある大きな扇形の筋で，上腕の内転作用がある．小胸筋は大胸筋の下層にあり，呼吸の補助筋としてもはたらく．前鋸筋は外腹斜筋の起始部とかみ合って鋸歯状を呈する．深胸筋には外肋間筋や内肋間筋があり，外肋間筋は各肋間隙で筋線維が外側上方から斜めに走り，その作用は肋骨を挙上し，吸気運動にはたらく．内肋間筋は外肋間筋の下層にあり，筋線維は外肋間筋と交差して内側上方から外側下方に走り，肋骨を引き下げ，呼気運動にはたらく．

　横隔膜は胸腔と腹腔を境する膜状の骨格筋で，ドーム状に胸腔に向かって膨隆し，その中央部は腱膜様の腱中心となっている．横隔膜は横隔神経により支配される．横隔膜が収縮すると，胸腔に膨隆していたドームが低くなり，胸郭容積が増加し，吸気が行われる．このように横隔膜は肋間筋とともに呼吸に関与する重要な筋である．横隔膜を食道，大動脈，下大静脈が貫いている．

d. 腹部の筋

　前腹壁には腹直筋，側腹壁には外腹斜筋，内腹斜筋，腹横筋があり，後腹壁には腰方形筋などがあり，腹部内臓の保護や脊柱の運動に関与する．腹部前壁や側壁にある筋は横隔膜とともに腹圧を高めるはたらきもある．なお，腹直筋には腱

図 3.12　全身のおもな骨格筋

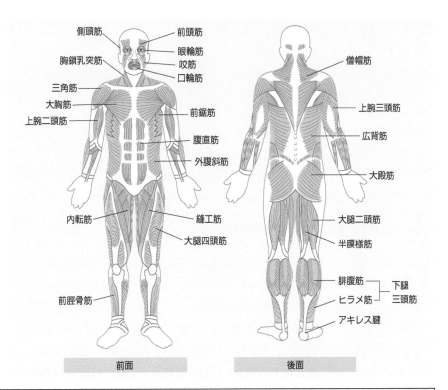

側頭筋　前頭筋
眼輪筋
咬筋
口輪筋
胸鎖乳突筋
三角筋
大胸筋
上腕二頭筋
前鋸筋
腹直筋
外腹斜筋
内転筋
縫工筋
大腿四頭筋
前脛骨筋
僧帽筋
上腕三頭筋
広背筋
大殿筋
大腿二頭筋
半膜様筋
腓腹筋
ヒラメ筋
アキレス腱
下腿三頭筋

前面　　　後面

画といわれる分節構造が存在する.

e. 上肢の筋

上肢の筋は上肢帯の筋,上腕の筋,前腕の筋,手の筋に分けられる.上肢帯の筋には三角筋があり,腋窩神経支配で,上腕の外転作用がある.上腕前面には肘を屈曲させる上腕二頭筋,上腕筋などがあり,筋皮神経で支配される.後面には肘を伸展させる上腕三頭筋があり,橈骨神経支配である.前腕には手首や指の屈曲や伸展を行う筋があり,長い腱となって手の骨に停止する.また前腕には回内・回外運動に関与する円回内筋,方形回内筋や回外筋がある.

f. 下肢の筋

下肢の筋は下肢帯の筋,大腿の筋,下腿の筋,足の筋の4群に分ける.下肢帯の筋には腸骨筋と大腰筋からなる腸腰筋や,骨盤後面にある大殿筋などがある.腸腰筋は股関節の屈曲に,大殿筋は股関節の伸展にはたらき,これら両筋は拮抗筋である.大腿前面には膝を伸展させる大腿四頭筋があり,大腿神経により支配される.この腱は膝蓋骨を包み,膝蓋靱帯となって脛骨に停止し,臨床的に膝蓋腱反射として利用される場所である.後面には膝を屈曲させる大腿二頭筋や半膜様筋,半腱様筋などの屈筋群があり,膝窩の両側に腱として付着する(ハムストリング腱).下腿前面には前脛骨筋,その後面にはふくらはぎをつくる腓腹筋やヒラメ筋が下腿三頭筋として存在する.腓腹筋とヒラメ筋は合してアキレス腱(踵骨腱)となり,足根骨の踵骨に停止する.

3.3 骨と筋運動のしくみ

歩く,走るから,箸で食べ物をつまんで口に入れ,それを噛むといったことまで,すべて身体運動は骨格筋が収縮することによって引き起こされる.骨格筋はその両端が関節でつながれた2つの骨に付着しており,収縮することで関節を屈伸させ,またそれを引き伸ばそうとする外力に抵抗して力を発揮する.骨格筋は心筋や平滑筋と異なり,意思によって収縮するので随意筋ともいわれる.

A. 筋収縮にはエネルギーが必要

筋の収縮には,エネルギーが必要である.筋収縮のための直接的エネルギー源は,筋中に存在するATP(アデノシン三リン酸)で,食事からとる炭水化物(糖質)や脂肪のような化学的エネルギーが,いったんATPという形に変換されて筋収縮のためのエネルギーとして利用される.ATPはアデノシンと3つのリン酸基が高エネルギー結合した物質で,1つのリン酸基の結合が解かれてADP(アデノシン二リン酸)となるときに大きなエネルギーが放出される.これが筋収縮の直接的エ

ネルギーとして使われる.

ATP の体内貯蔵量はごくわずかなので,運動を続けるには ATP を絶えず供給しなければならない.そのために別のエネルギーを使って ADP にリン酸基を結合させ,ATP を再合成する方法が用いられている.再合成に使うエネルギーを供給するしくみには,酸素を必要としない**無酸素的過程**と,酸素が介在する**有酸素的過程**の 2 つがある.

a. 酸素を使わずにエネルギーを供給(無酸素的過程)

まず筋内には**クレアチンリン酸**(CrP)が存在する.CrP はクレアチンとリン酸基が高エネルギー結合しており,その結合が解かれるときに大きなエネルギーを放出する.筋の収縮のために ATP が分解されるとすぐに,CrP が分解して高エネルギーを放出し(図 3.13 ①),このエネルギーを用いて ATP が再合成される.CrP も体内にはごくわずかしか存在しないため運動の持続時間にして約 7.7 秒しかもたないが,この CrP 系ではエネルギー供給速度が 13 cal/kg/秒と大きいので,スプリント走やジャンプ,キックといった短時間に爆発的な力を発揮する運動の際に重要である.

CrP 系が消耗し,機能しなくなると代わって**乳酸系**(解糖系)がはたらく.この系は筋中のグリコーゲン(およびグルコース)を用いてエネルギーを供給する.グリコーゲンが無酸素的に分解されると,最終的には乳酸が生成される.その過程で放出されたエネルギーを ATP の再合成に用いる系を乳酸系という(図 3.13 ②).乳酸は蓄積すると血中や筋中の体液を酸性化する.その影響で ATP 再合成反応がストップしてしまう.この系による運動持続時間も約 33 秒と限界がある.乳酸系のエネルギー供給速度は CrP 系より少なく,7 cal/kg/秒である.以上の CrP 系と乳酸系は酸素が関与しないので**無酸素的過程**といわれる.

b. 酸素を使ってエネルギーを供給(有酸素的過程)

無酸素的過程では運動を続けるのには限界がある.これに対し,食物として取り込んだ糖質や脂肪といった栄養素を,呼吸によって取り込まれた酸素を使って

図 3.13　筋収縮のためのエネルギー供給経路

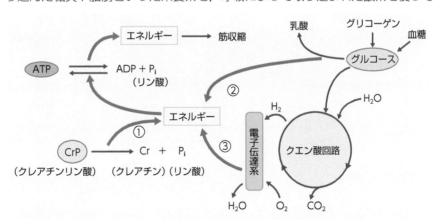

分解し，ATP 再合成に必要なエネルギーを供給する機構である有酸素系は，長時間エネルギーを供給し続けることができる．

　血糖が使われる場合にはまず乳酸系で見られた乳酸の 1 つ前の物質であるピルビン酸にまで代謝される．ここまでは乳酸系と同じであるが，有酸素系ではピルビン酸がアセチル CoA に変換され，**クエン酸回路**(TCA サイクル)に入る．このクエン酸回路と電子伝達系を経て，水と二酸化炭素に完全に分解され，その際に放出されるエネルギーが ATP 再合成に用いられる(図 3.13 ③)．

　この有酸素系ではエネルギー供給速度は CrP 系や乳酸系よりも少ない(3.6 cal/kg/秒)が，燃料である糖質や脂肪があるかぎり運動を続けることができるという利点がある．マラソンなどの長時間にわたる運動では，この系のはたらきが重要である．

B.　筋肉が収縮するしくみ

　1 つの筋は何本かの筋線維からなり，筋線維は多数の筋原線維からなっている．さらに 1 本の筋原線維の中には多数の**フィラメント**(アクチンとミオシン)がある．筋の収縮はアクチンとミオシンが架橋(クロスブリッジ)を形成して，架橋の動きにより互いが滑りあって(スライドして)起こると考えられている(滑走説，図 3.14)．この動きに不可欠なのが Ca^{2+} と ATP である．

①静止状態では太いフィラメント(ミオシン)と細いフィラメント(アクチン)は解離している．

②活動電位が T 細管に伝わると，筋小胞体から Ca^{2+} が放出され，それがトロポニンに結合するとアクチンが活性化される．

③活性化されたアクチンにミオシン頭部が結合して**クロスブリッジ**(架橋)が形成される．

図 3.14　筋収縮のメカニズム

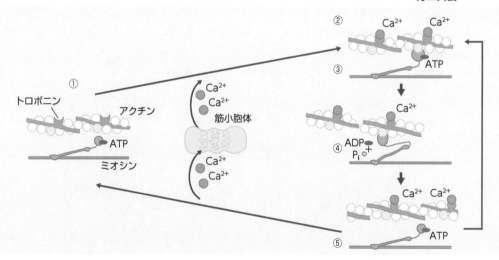

④ ATP が ADP とリン酸に分解されると，ミオシン頭部の運動でアクチンとミオシンの相対的な位置がずれる（スライド）．

⑤ ATP がさらに供給されると，クロスブリッジが解離する．このとき Ca^{2+} がまだ存在していれば，ミオシン頭部はアクチンの次の部位とクロスブリッジをつくって，再び運動が起こる．

以上のような過程が繰り返されることによって筋の長さは全体として短くなる（収縮）．ATP が供給されないとブリッジが離れなくなる．この状態が死硬直である．Ca^{2+} がトロポニンからはずれると筋は弛緩する．Ca^{2+} は筋小胞体に再び取り込まれる．

【問題】 筋肉についての記述である．正しいのはどれか．

(1) 骨格筋の筋原線維は，太いアクチンフィラメントと細いミオシンフィラメントからなる．

(2) 筋収縮は，細胞内のカルシウムイオン濃度上昇が引き金となる．

(3) 直立姿勢の保持は，主に筋肉の等張性収縮による．

(4) 筋肉は屈曲運動をするとき，等尺性収縮をしている．

(5) 赤筋は，迅速な運動を行うのに適している．

[平成 28 年度栄養士実力認定試験問題 14]

4. 循環器系

4.1 心臓・血管の構造

A. 心臓：縦隔内に位置し，心房と心室からなる

　循環器系の中心は心臓である．全身をめぐってきた静脈血が右心房に至り，三尖弁を経て右心室に入り，続いて肺動脈弁を通って肺に達する．肺においてガス交換し，酸素に富む血液となったのち，肺静脈から左心房，続いて僧帽弁を介して左心室に至る．左心室から駆出された血液は大動脈弁を通って大動脈へと送られていく．大動脈から大，中，小の各動脈を経て組織において毛細血管を形成し，局所での酸素の供給を行い，静脈へともどる．

a. 心臓の位置

　心臓は，胸壁の胸骨と肋軟骨の後ろにあって，左右の肺にはさまれた縦隔内に位置し，胸腔の中心やや左寄りに存在する．にぎりこぶしより少し大きく，重さは約250 g である．右心房，右心室，左心房，左心室からなる．心臓の前下端部を心尖といい，ここは第5肋間，左鎖骨中線上に位置する（図4.1）．心臓は自動収縮により1分間に60～70回の収縮を行い，全身からの血液を回収し，全身に血液を駆出する．成人健常者で心尖拍動は左鎖骨中線より内側で，第5肋間でわずかに触れる．心筋は横紋筋であるが不随意筋である．心臓の外観を図4.2 に示す．

b. 心膜

　心臓を取り囲んでいる膜は，外から順に，線維膜，壁側漿膜，臓側漿膜（心外膜）となる．壁側漿膜は大血管の出入りするところで折り返り，臓側漿膜との間に心膜腔を形成する．通常はわずかな漿液で満たされており，心拍動の際に摩擦を減らして動きやすくしている．線維膜と壁側漿膜を合わせたものが心嚢である．

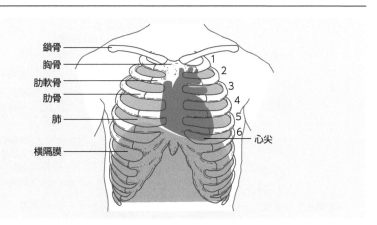

図 4.1　前胸壁に投影した心臓の位置

鎖骨
胸骨
肋軟骨
肋骨
肺
横隔膜
1
2
3
4
5
6
心尖

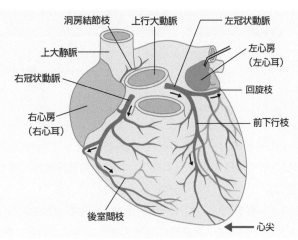

図 4.2　冠状動脈と心臓壁
左心耳を持ち上げて下の左冠状動脈を見えるようにしている.

洞房結節枝
上行大動脈
左冠状動脈
上大静脈
右冠状動脈
左心房
（左心耳）
回旋枝
右心房
（右心耳）
前下行枝
後室間枝
心尖

c.　心房と心室

心臓は次の 4 つの部屋からできている（図 4.3）.

(1)右心房　　心臓の右の上の部分を占めていて，上方から**上大静脈**が，下方から**下大静脈**が注ぐ.　右心房の前部は，三角形をした**右心耳**となっている.　左右の心房の中隔部の右心房面には**卵円窩**という浅いくぼみがあるが，これは胎児期の**卵円孔**のなごりである（心臓の発生についてはあとで述べる）.

(2)右心室　　心臓の前下部を占めているところで，**三尖弁**で右心房と境される.また**肺動脈弁**を境に肺動脈へ連なる.

(3)左心房　　心臓の後上部を占めているところで，左右から上下 2 本ずつ肺静脈が開いている.　左心房の前左端は**左心耳**を形成している.

(4)左心室　　心臓の左下部を占めているところで，右心室と**心室中隔**で隣り合っている.　**僧帽弁**によって左心房と境される.　また大動脈弁を境に大動脈へ連なる.　体循環へ血液を送り出すところであるので，右心室に比べてその壁は 2 ～ 3 倍厚い.　心尖部は左心室の一部である.

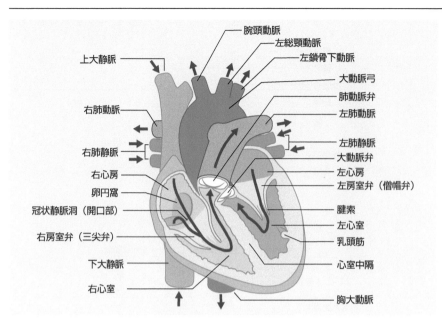

図 4.3　心臓の内腔と血液の流れ

➡ 血液の流れ

腕頭動脈

左総頸動脈

左鎖骨下動脈

上大静脈

大動脈弓

肺動脈弁

左肺動脈

右肺動脈

左肺静脈

大動脈弁

右肺静脈

左心房

右心房

左房室弁（僧帽弁）

卵円窩

腱索

冠状静脈洞（開口部）

左心室

乳頭筋

右房室弁（三尖弁）

心室中隔

下大静脈

右心室

胸大動脈

d.　心臓の弁

　心臓には 4 個の弁があり，心臓の収縮弛緩に応じてこれらが開閉することにより，肺および全身の血液循環がうまく行われる．弁は線維性の結合組織でできており，その表面は心内膜と同じ内皮細胞で覆われている．

　心臓には心房と心室を境する弁があり**房室弁**といわれ（三尖弁：右心房と右心室の間，僧帽弁：左心房と左心室の間），収縮時に血液の逆流を防いでいる．房室弁は心房・心室の境にある固い結合組織の枠から起こり，その自由縁はパラシュートの紐のような**腱索**につながり，心室から突出した**乳頭筋**がこれを引っ張っている．これらは房室弁の開閉にかかわっている．肺動脈と大動脈にもおのおの弁があり，3つのポケット状の**半月弁**で構成されている．心臓の弁の発生に障害があるときや生まれてからリウマチ熱や感染のために弁の障害（閉鎖不全や狭窄）が起こると弁膜症といわれる病気で，治療が必要となることがある．

e.　心筋

　心臓のはたらきを担う心筋は，**横紋筋**であるが骨格筋とはちがって**不随意筋**である．また，筋細胞どうしが結合した形をしており，心筋が同時に収縮するはたらきを行ううえで有利な構造を示す．心筋細胞どうしの結合部は**光輝線**（介在板）といわれ，多くの**ギャップ結合**が存在する（図 4.4）．

f.　刺激伝導系

　心臓が一刻も休むことなくはたらいていける源は心臓の**電気的活動**による．この電気的活動に欠かせない心臓の自動収縮を調節しているのは，一連の特殊心筋組織からなる**刺激伝導系**である．刺激伝導系は右心房で上大静脈の入り口の近く

図 4.4　イヌの心筋の顕微鏡写真
× 960.
長い矢印：光輝線，
短い矢印：隣の細胞と相互に連結する側枝

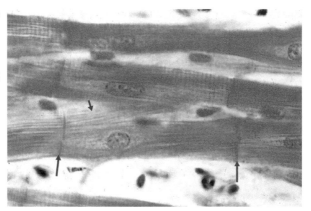

にある**洞房結節**（ペースメーカー），心房と心室の境にある**房室結節**（田原の結節），ヒス束，左脚，右脚および**プルキンエ線維**からなる．心臓の調律は洞房結節の調律から始まって刺激伝導系によって心房から心室に伝えられる．特殊心筋は通常の心筋細胞に比べて大型で細胞質の染色は心筋細胞より薄い．

g．心臓の発生

心臓は胎齢の 3 週頃にその原基ができる．初めは円筒状である．一方の端が動脈端でもう一方の端が静脈端である．その後心臓は右を凸にした「S 字状」に弯曲し，さらに静脈端が背後に折れ曲がってせり上がりそこに心房を形成する．このようにして成人の心臓の形に近づく．ここでは，その後の発生において起こる左右の心房を隔てることになる**心房中隔**の形成について記す（図 4.5）．

まず心臓の内腔の真中あたりに心内膜床が生じる．心房にあたる部分の上端から心内膜床の方向に向かって，**一次中隔**が伸び出してきて左右の心房を区切るかたちになるが，間に孔ができているのでこれを**一次孔**という．一次中隔はアポトーシスにより中隔に穴が開くようにして取り除かれ，心内膜床から伸び出してくる中隔との間に**二次孔**を形成する．心臓壁の上端よりさらに新しいひだ（二次中隔）が形成され，その下縁は**卵円孔**となる．すでにある一次中隔はこの卵円孔にふた

図 4.5　心房中隔の形成

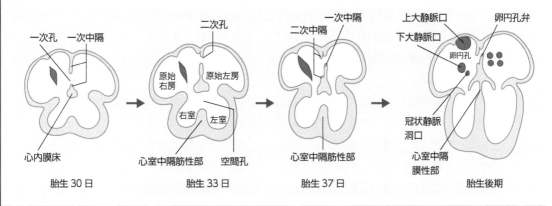

図 4.6　胎児の血液循環

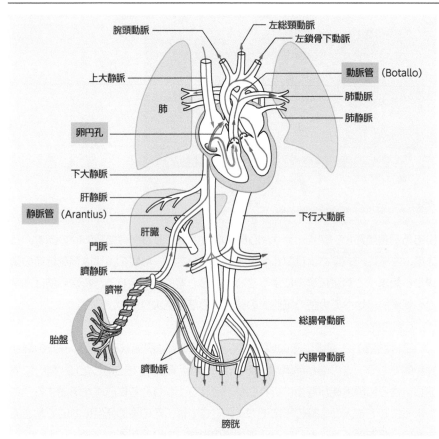

腕頭動脈
左総頸動脈
左鎖骨下動脈
上大静脈
動脈管（Botallo）
肺動脈
肺静脈
肺
卵円孔
下大静脈
肝静脈
静脈管（Arantius）
下行大動脈
肝臓
門脈
臍静脈
臍帯
総腸骨動脈
内腸骨動脈
胎盤
臍動脈
膀胱

をするようなかたちで出生を迎える．出生時に肺循環が始まると左心房圧が高まり卵円孔にふたをしてしまう．生後に卵円孔は**卵円窩**となる．この卵円孔の閉鎖が不十分な場合が卵円孔開存という先天性の心疾患の 1 つで，肺で酸素の多い血液になっても全身からもどってきた酸素の少ない血液と混ざってしまうことになる．このように心房ひとつ見ても胎児期には出生後とはちがった血液の循環をとっているわけである．

　胎児は**胎盤**を通して母体側から酸素や栄養を受け取り，代謝産物を胎盤にもどす．したがって胎児期には肺循環は必要でなく，そのため左右の心房の間に卵円孔が存在し，また肺動脈と大動脈を結ぶ**動脈管**が存在する（図 4.6）．出生後に両者は閉じ，それぞれ卵円窩と動脈管索になる．

h．冠状動脈と冠状静脈

　心臓には心臓自身を栄養している大きな血管がある．冠のように心臓についているので**冠状動脈**，**冠状静脈**といわれる．左の冠状動脈は大動脈弓の付け根のところから左心耳の方に向かって出ている（図 4.2 参照）．このうち一部は左心室と右心室の境のところを心臓の前面に向かって下降し，**左前下行枝**（前室間枝）といわれる．冠状動脈がつまると**心筋梗塞**になるが，この部分のつまる場所が統計的

にも最も多いという．もう1本心臓の後面に向かう左廻旋枝がある．また，右の冠状動脈は右心房と右心室の境目を通り，おもに心室の後部に血液を送る．

i.　心臓の神経

　心臓のはたらきを調節する神経は交感神経と副交感神経（迷走神経）で，これらの神経の心臓への枝が心臓神経叢をつくり，心臓に分布している．交感神経は心臓の運動を促進し，迷走神経は抑制する．

B.　血管：動脈─毛細血管─静脈の閉鎖回路

a.　脈管系の構造

　動脈，静脈，毛細血管およびリンパ管からなる脈管の構造は，基本的に同じであり，内腔から順に，内膜，中膜，外膜の3層の構造からなっている（図4.7）．

　内膜は単層扁平上皮が主体をなし，血液が滑らかに流れるようになっている．中膜は内膜の外層を構成する線維（膠原線維や弾性線維など）や平滑筋からなる．その外側を膠原線維からなる外膜が取り囲む．

　毛細血管は内膜だけのような構造で，周囲の組織と物質交換がしやすくなっている．強い血圧を受ける動脈は中膜の発達が静脈に比べてよく，胸大動脈などの大動脈の中膜には弾性線維が多く，橈骨動脈などの中動脈には平滑筋が多い．

b.　動脈系（図4.8）

　左心室から出る大動脈は弓状になり（大動脈弓），胸大動脈から横隔膜を貫いて腹大動脈へと続く．大動脈弓からは腕頭動脈（すぐに右総頸動脈，右鎖骨下動脈に分かれる），左総頸動脈，および左鎖骨下動脈の3本の太い血管が分岐する．

　総頸動脈は内頸動脈（脳に向かう枝）と外頸動脈（顔面に向かう枝）に分岐し，鎖骨下動脈は腋窩動脈から上腕動脈（血圧を測定）と名称を変え，橈骨動脈（脈を触れる）と尺骨動脈に分かれる．

　胸大動脈からは胸部へ枝が出，腹大動脈からは腹腔動脈，上・下腸間膜動脈が分岐して消化管へ分布する．さらに腎動脈も出る．

　腹大動脈は最終的に左右の総腸骨動脈に分かれ，内腸骨動脈は骨盤へ，外腸骨

図4.7　血管壁の構造

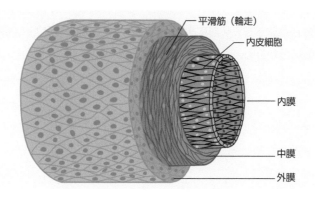

平滑筋（輪走）
内皮細胞
内膜
中膜
外膜

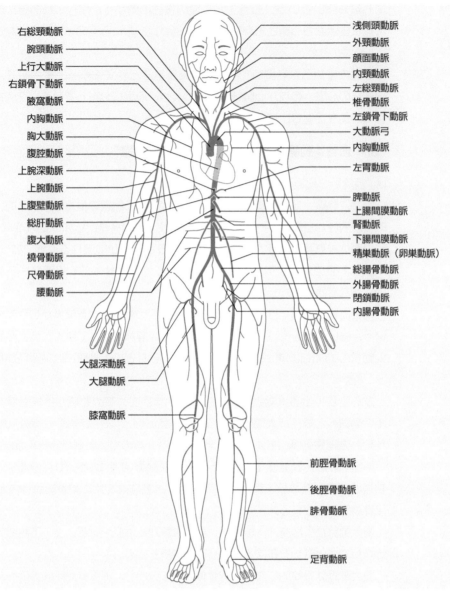

右総頸動脈

腕頭動脈

上行大動脈

右鎖骨下動脈

腋窩動脈

内胸動脈

胸大動脈

腹腔動脈

上腕深動脈

上腕動脈

上腹壁動脈

総肝動脈

腹大動脈

橈骨動脈

尺骨動脈

腰動脈

浅側頭動脈

外頸動脈

顔面動脈

内頸動脈

左総頸動脈

椎骨動脈

左鎖骨下動脈

大動脈弓

内胸動脈

左胃動脈

脾動脈

上腸間膜動脈

腎動脈

下腸間膜動脈

精巣動脈（卵巣動脈）

総腸骨動脈

外腸骨動脈

閉鎖動脈

内腸骨動脈

大腿深動脈

大腿動脈

膝窩動脈

前脛骨動脈

後脛骨動脈

腓骨動脈

足背動脈

図 4.8　人体の主要な動脈

動脈は大腿動脈となって大腿部に出て，膝窩動脈（しっか）と名称を変えたのち前脛骨動脈と後脛骨動脈に分かれる．

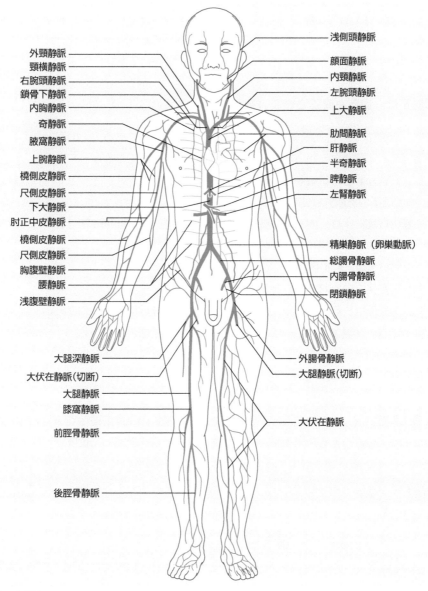

外頸静脈
頸横静脈
右腕頭静脈
鎖骨下静脈
内胸静脈
奇静脈
腋窩静脈
上腕静脈
橈側皮静脈
尺側皮静脈
下大静脈
肘正中皮静脈
橈側皮静脈
尺側皮静脈
胸腹壁静脈
腰静脈
浅腹壁静脈

浅側頭静脈
顔面静脈
内頸静脈
左腕頭静脈
上大静脈
肋間静脈
肝静脈
半奇静脈
脾静脈
左腎静脈

精巣静脈（卵巣動脈）
総腸骨静脈
内腸骨静脈
閉鎖静脈

大腿深静脈
大伏在静脈（切断）
大腿静脈
膝窩静脈
前脛骨静脈

外腸骨静脈
大腿静脈（切断）

大伏在静脈

後脛骨静脈

図 4.9　人体の主要な
静脈

c.　静脈系（図 4.9）

　上肢，下肢，顔面，胸壁，腹壁には皮静脈が存在している．下半身からは**下大**
静脈が，上半身からは**上大静脈**がともに右心房にもどる．

　消化管の静脈は 3 本の血管にまとめられ（上・下腸間膜静脈，脾静脈），これらが
合わさって**門脈**となり肝臓へ入る．門脈とは，1 つの毛細血管網から次の毛細血
管網の間にある静脈をいうが，通常，肝臓に入る肝門脈をさすことが多い．肝臓
からの静脈は肝静脈となり下大静脈へ注ぐ．

4.2 | 循環のしくみ

A. 循環器系は心臓と血管でできている

　循環器系は，心臓（ポンプ）と血管（輸送管）がつながった閉鎖回路である．その回路は，肺循環器系と体循環器系からなる．肺循環と体循環は直列につながっている．また，リンパ管が静脈に組織液を輸送している．

　図 4.10 に循環回路の機能的概略を示した．

①心臓は，心室の収縮により，血液を動脈血管内に駆出する．心筋は横紋筋でできており，心房と心室は協調して動き収縮と拡張を繰り返す．心臓からの血液拍出量は，1 回拍出量と心拍数によって決定される．

②動脈は，別名分配系といわれる．心臓からの血液を各臓器に分配する役割を果たす．また，大動脈は，心室の駆出エネルギーを動脈壁の伸展に蓄え，心室の拡張期にはその壁の伸展エネルギーにより末梢への連続した血流をつくる．

③細動脈は，臓器の血流量を調節する．血管中膜には発達した平滑筋があり，収縮あるいは拡張により血管半径を変化させ，血管抵抗を調節する（抵抗血管という）．

④毛細血管の血管壁は薄く，また血液の流速も遅いため，物質の交換に適している．血液によって運ばれてきた栄養素，あるいは酸素は，この領域で血管壁を

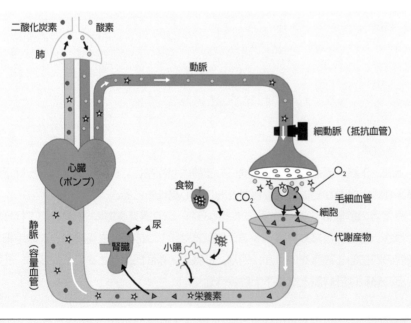

図 4.10　心臓血管系の機能的分類

通過し近隣の細胞周囲に至り，また細胞の代謝産物は組織液を経て血液に移動する.

⑤静脈は，心臓に還流する血液量を調節し，心拍出量を決める重要な役割を果たす. 静脈壁は伸展性に富むため血液貯留に適している（容量血管）.

⑥リンパ管系は，毛細血管から漏出した液の一部，あるいは組織間の浸出液を静脈系に運ぶ.

B. 心臓のはたらき

a. 心臓の電気的活動

(1)心筋細胞の興奮　　心筋が収縮していない静止状態では，心筋細胞は－75 mV のマイナスの静止電位をもつ（分極状態）. 刺激により，膜の電位は上昇する（脱分極）. 電位が閾値（いきち）といわれる点（－50 mV）まで達すると，急速に上昇し＋40 mV に達する（活動電位）. 心筋細胞の活動電位持続時間は約300ミリ秒あり，この間は刺激に反応しない（不応期）. その後，膜電位は－75 mV の静止電位にもどる（再分極）. 1 個の細胞に活動電位が生じる（興奮）と，周囲の細胞を刺激し，次々と興奮は伝搬してゆく.

　固有心筋は活動電位により収縮する. 活動電位が発生したあと，少し遅れて機械的な張力が生じる.

(2)心臓での興奮の発生と伝導　　心臓は全体としてリズムよく，互いに協調して収縮と弛緩が繰り返されている. あたかも1つの細胞のように収縮と拡張を行うため，機能的合胞体といわれる. 心臓の**特殊心筋**は興奮を伝える経路（刺激伝導系）としてはたらく. **刺激伝導系**は次の4つに大別される. ①洞房結節：この部位の活動電位の回数は心拍数を決定するため，洞房結節は別名歩調取り（ペースメーカー）細胞といわれる. ②**房室結節**は，心房からの刺激を受け，心室に伝える中継点となる. 房室結節は刺激の伝導を約0.07秒遅らせる. ③**ヒス束**，④**プルキンエ線維網**の興奮により，刺激は心内膜側から心外膜側へ向かい心室固有心筋の収縮が起こる.

b. 心電図

(1)心電図測定法　　心臓を取り巻く体液と組織は，電導体である. 心筋細胞の興奮伝導による膜電位の変化は，心臓周囲組織の電位差分布の変化をつくる. 心電図（ECG）は，皮膚上に電極を置き，心臓の電気活動による胸部の電位分布の変化を，感度の高い測定機でとらえたものである（図4.11）. 心電図の測定法には**双極誘導法**と**単極誘導法**がある.

(2)正常心電図　　心電図は，心筋細胞の電気活動の総和を皮膚表面から測定したものである. 心電図は心筋細胞の活動電位の直流成分をカットし，電位変化の微分値を示す. 心電図の波形は図4.11のような波形からなっている.

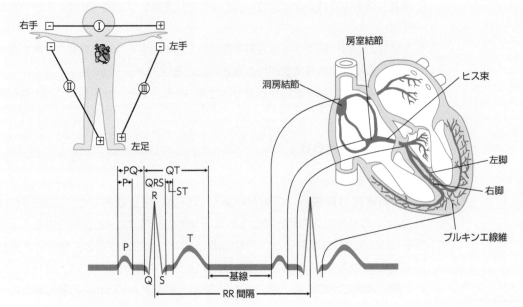

図 4.11　正常心電図の波形と双極誘導法

① P 波：左右の心房筋に活動電位（興奮）が伝播することによって生じる波

② QRS 群：心室に活動電位が伝播することによって生じる波

③ T 波：心室の再分極の過程を示す波

④ PQ(PR)時間：P の始まりから QRS 群の始まりまでの部分であり，この間隔は房室伝導に要する時間を示す．

⑤ QRS 幅：Q(R)の始まりから R(S)の終わりまでの部分であり，心室内伝導時間を示す．

⑥ ST 部分：QRS 群の終わりから T 波の始まりまでの部分であり，心室全体の興奮状態を示す．心室筋の脱分極直後から再分極開始直前までは大きな電位変化がないため，基線に近くなる．

⑦ QT 時間：QRS 群の始まりから T 波の終わりまでの部分で，心室の脱分極開始から再分極終了までの時間．

⑧基線：T 波の終わりと次の P 波の始めを結ぶ線のこと．

c.　心臓の血液拍出のしくみとその調節

(1)心臓の活動周期と血行動態　　心臓は心筋の拡張により心室内に血液を満たし，収縮により心室から動脈血管内に血液を送り出す．血液は断続的に送り出されるのであり，連続的にとぎれなく送り出されているのではない．

　心臓の活動は収縮と拡張を 1 周期として，その周期が繰り返されて血液を駆出している．心臓の活動は洞房結節細胞の興奮に始まり，刺激伝導系により固有心筋に刺激が伝わり心筋収縮が生じる．収縮に伴い弁が開閉し，よどみなく血液は静脈側から心室に取り込まれ動脈へと送り出される．図 4.12 に，心房，心室

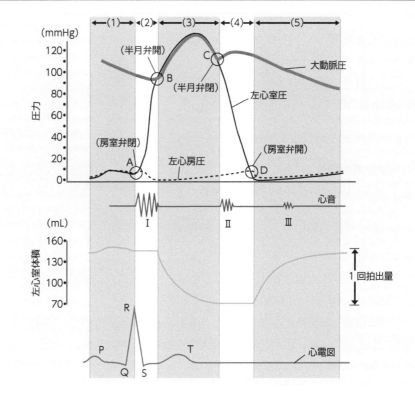

図 4.12　心臓の活動周期

心電図の変化に始まり，心室筋の収縮，圧上昇，弁の開閉による心音，動脈圧の変化と因果関係をもって変化している．
(1) 心房収縮期
(2) 等容量性心室収縮期
(3) 心室駆出期
(4) 等容量性心室弛緩期
(5) 受動的心室充満期

の活動周期と，心電図，心音図，動脈圧の時間的な関係を示した．心臓の活動周期を心室の活動を中心に 5 期に分けて述べる．

①**心房収縮期**：洞房結節（歩調取り細胞）の興奮が起こり，心房が収縮（心電図 P 波）する．心房収縮期の最後，すなわち心室収縮開始前の心室の容量を拡張期末心室容量という．

②**等容量性心室収縮期**：心房筋の興奮は房室結節を介し心室に達し，心室は収縮（心電図 QRS 群）を開始する．心室の収縮開始により心室内圧は上昇し，同時に房室弁（左心系：僧帽弁，右心系：三尖弁）が閉鎖し（A），心音第 I 音が記録される．房室弁閉鎖から半月弁（左心系：大動脈弁，右心系：肺動脈弁）が開くまでは，心室容積は一定であるが心室内圧は上昇する（等容量性収縮）．動脈圧は，半月弁が開く直前が最低値を示し，この圧を**拡張期圧**あるいは最低血圧という．

③**心室駆出期**：心室内圧が動脈圧より高くなったとき，半月弁が開き（B）心室の血液は動脈血管内に駆出される．血液駆出期間中は心室内圧と動脈圧が等しく，圧力が最大になる点がある．この最大圧力を**収縮期圧**あるいは最高血圧という．心室内のすべての血液が駆出されることはなく，心室内に残余した血液量を収縮期末心室容量という．

④**等容量性心室弛緩期**：血液の駆出後心室は弛緩を始め，心室圧は低下する．心室圧が大動脈圧より低下したとき，半月弁は閉じ（C）心音図第 II 音が記録さ

れる.

⑤**受動的心室充満期**：房室弁が開き(D)，心房にたまっていた血液が心室に急速
に流入する.

①②③の期間を収縮期，④⑤の期間を拡張期(弛緩期)という.

(2)心拍出量の調節　心拍出量は1回拍出量と心拍数の積で表される.

心拍出量 ＝ 1回拍出量×心拍数

①**1回拍出量の調節**：心室の1回の収縮によって動脈内に送り出される血液量
を1回拍出量といい，下記の式で決まる.

1回拍出量 ＝ 拡張期末心室容量 － 収縮期末心室容量

拡張期末心室容量は，心室の充満期に心室に血液を送り込む力(前負荷)によっ
て決まる. 収縮期末心室容量は，心室が収縮によって血液を動脈内に送り出す際
の抗力(動脈圧，後負荷)と心室筋の収縮力によって決まる.

②**心拍数の調節**：心拍数とは単位時間の心臓の拡張収縮回数であり，洞房結節の
活動電位の発生周期によって決まる. 洞房結節の活動電位の発生周期は，交感
神経と副交感神経によって調節されている. 交感神経活動の増加は，洞房結節
細胞にはたらき，活動電位の発生周期を増し心拍数を高める. 逆に，副交感神
経活動の増加は，活動電位を生じる周期を延長し心拍数を減少させる. 心拍数
は交感神経活動と副交感神経活動のバランスによって決定されている.

C.　場所によって異なるはたらきをもつ血管

血管は単なるゴムホースのような管ではなく，各部位によって解剖学的に異な
り，異なった機能をもつ. 以下に，**大動脈，細動脈，毛細血管，静脈**の順にその
機能について述べる.

a.　大動脈：とぎれることなく血液を送る

心臓から動脈血管内への血液の供給は，心室筋収縮時のみである. したがって，
心室拡張期に心臓からの動脈内への血液の駆出はない. 心室拡張期にも末梢臓器
に血液がとぎれなく供給されるのは大動脈のはたらきによる. 心室収縮により駆
出された血液の一部は大動脈内に貯留し，大動脈壁は伸張する. 心室拡張期には
血液は動脈内に駆出されない. このとき伸展した大動脈壁は，弾力性によりもと
の径に収縮するため血液は連続して末梢血管内に送られる(図4.13).

①収縮期の**収縮期圧**(最高血圧)は，1回の血液拍出量およびその速度，大動脈壁
の伸展性などによって決まる.

②拡張期の**拡張期圧**(最低血圧)は，動脈系血管の抵抗，心拍数などで決まる.

③**平均動脈圧**は，不整脈などがないときに限り次の式で近似できる.

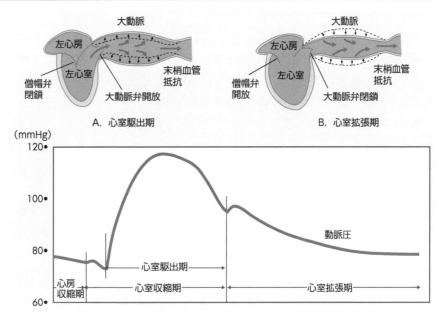

図 4.13　動脈圧波形と大動脈壁の伸展・収縮

平均動脈圧 ＝ 拡張期圧 ＋ 脈圧/3　　　（脈圧 ＝ 収縮期圧 － 拡張期圧）

たとえば，収縮期圧が 110 mmHg，拡張期圧が 80 mmHg の場合

平均動脈圧 ＝ 80 ＋(110 － 80)/3 ＝ 90 mmHg

となる．

b.　細動脈：血管径を変えて血流量を調節する

　細動脈は，大動脈が臓器に連絡し，分岐し血管径が細くなったものである．各臓器での酸素や栄養素などの物質交換は，細動脈がさらに分岐した毛細血管で行われる．細動脈は動脈と毛細血管の間にあり，臓器の血流量調節の主役である．

　体の臓器は体幹の大動脈に対して並列に配置されている．そのため，各臓器には等しい動脈圧がかかっている．臓器は等しい動脈圧の下で血管抵抗を変えることにより，各臓器の需要に応じた血流に調節することができる．血管抵抗は，おもに細動脈の血管径に依存する．血管半径の調節が最も有効な血流調節方法であることはポワズイユの式から明らかである．

血流量 $Q = \Delta P \times \pi r^4 / 8L\eta$

ΔP：圧力差，r：血管半径，L：血管の長さ，η：血液粘度

　たとえば，血管半径(r)が 2 倍になれば血流量は 16 倍に増加する．細動脈には輪状の**血管括約筋**があり，筋肉収縮は血管系を狭め血管抵抗を増す．血管括約筋は内因性の緊張を有しており，**局所性因子**，**神経性因子**，および**液性因子**でその

括約筋の緊張程度，すなわち血管径が調節されている．

局所性因子は，臓器の血管内皮細胞から傍分泌（パラクリン）される物質をさし，臓器の状態に依存した血流調節を行う役割を果たす．血管拡張を引き起こす物質として**一酸化窒素（NO）**や**アデノシン**が挙げられ，血管収縮を引き起こす物質として**エンドセリン**や**サブスタンス P** などが挙げられる．

神経性因子は，細動脈の血管括約筋に分布している交感神経をさす．交感神経は，その神経末端から**ノルアドレナリン**が分泌され，血管収縮を引き起こす．交感神経活動が増加すると血管括約筋の収縮力は強まり血管は収縮し，逆に活動が低下すると血管括約筋の収縮力が弱まり血管は拡張する．

液性因子は，体内の内分泌器官から分泌される物質をさし，血液により末梢血管領域に運ばれ，標的臓器の血流調節に関与する．たとえば，脳下垂体後葉から**バソプレシン**が分泌されると血管収縮を引き起こす．循環血液量が低下すると，腎臓からレニンが分泌されて**アンギオテンシンⅡ**が生成され，血管を収縮させる．

c.　毛細血管：細胞と血管との間でものが交換される所（図 4.14）

毛細血管は，内径が約 8 μm と細く，血管壁は内皮細胞の一層からなっており，約 1 μm と薄い．毛細血管は組織の細胞周囲に網状に分布しており，本数が多い．そのため血管の総断面積は最大に広がり，血液はゆっくり流れ，また薄く広い表面積のため血管壁を介して物質の移動が容易に行われる．

毛細血管壁を介して物質の交換が生じるしくみは，**拡散**と**限外濾過**による容積流である．拡散による移動速度は，血液と組織液との間の濃度差と毛細血管壁のその物質に対する透過性によって決まる．拡散によって移動する物質は，水，酸素，二酸化炭素，尿素，グルコースなどである．限外濾過は毛細血管壁の孔を血漿が濾過され，水とともに低分子の物質が組織に至る過程をいう．限外濾過によって生じる毛細血管と組織間での体液の移動は，血管内側と組織側との間の**静水圧**と**膠質浸透圧**のバランスによって決まる．

$$体液移動速度 J_v = K_f \left[(P_c - \sigma\pi_{pl}) - (P_{if} - \sigma\pi_{if}) \right]$$

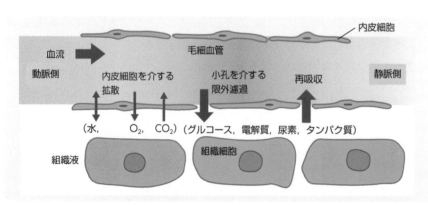

図 4.14　毛細血管での物質の移動

K_f：毛細血管の濾過係数，P_c：毛細血管圧（血管内から組織側に体液を移動させる駆動力），σ：タンパク質に対する反射係数（1 に近い値），π_{pl}：血漿膠質浸透圧，P_{if}：組織圧（組織間隙の体液の静水圧），π_{if}：組織液膠質浸透圧

　血漿膠質浸透圧は，毛細血管壁をアルブミンなどのタンパク質が通過しないために生じる圧力であり，24 〜 28 mmHg の圧力を示す．組織側から血管内側に体液が移動するように作用する．

　組織液膠質浸透圧は，組織液には 1 〜 2 g/100 mL 程度のタンパク質が含まれているために生じ，血管内から組織側に向かって体液を移動させる力となる．血漿は細動脈側で組織側に濾過され，細静脈側で再吸収される．1 日約 2 〜 4 L の組織液が血管内へ再吸収されずにリンパ系より血管内に還る．

d．静脈：血液をためる

(1)静脈系の構造とはたらき　　静脈系は別名容量血管ともいわれる．これは，静脈の血管壁は薄くかつ伸展性がよいため，多量の血液を静脈血管内に保持することができるからである．循環血液量の 60 〜 75%の血液が静脈内に貯留されている．静脈系は心房につながる経路であり，心臓にもどる血液量（静脈還流量，前負荷）を調節する役割を担う．

(2)静脈還流量に影響を与える因子

①交感神経性調節：静脈血管の中膜層は平滑筋と弾性線維でできており，平滑筋は交感神経の支配を受けている．神経活動の増加により静脈壁は収縮し，静脈内容量は減少するため，静脈還流量は増加する．

②筋肉のポンプ作用：四肢などの筋肉が収縮すると，筋肉に接する静脈は圧迫され，その部分の静脈圧は上昇する．その結果，血液は末梢より心臓側に押し出される．静脈血管には弁がついており，筋肉が弛緩したときにも血液は逆流せず常に心臓側に送られる．運動時の筋肉ポンプによる静脈還流量の増加は非常に大きい．

(3)重力の影響　　仰臥位から立位に体位変換したとき，血液柱の静水圧が増すため下肢側の静脈圧は増加する．この圧力の増加により，静脈壁は押し広げられ，静脈内の血液量は増加し，静脈還流量は減少する．逆に，仰臥位で下肢を上げると静脈還流量は増加する．

D． 動脈圧はどのようなしくみで調節されているか？

a．動脈圧決定因子

　運動などにより，組織の血液需要は刻々に変動する．刻々と変化する血液需要に対し，心臓と血管系はお互いに協調して対応している．臓器灌流の原動力は動脈圧であり，動脈圧を一定範囲内に保つことが臓器の血液需要の変化に対応する

最良の手段となる.

　平均動脈圧は，心臓から拍出される単位時間の血液の量(心拍出量)と，末梢血管抵抗との積で決定される．これは，オームの法則の電圧(動脈圧)，電流(心拍出量)と抵抗(血管抵抗)との関係にたとえられる．

　　動脈圧 ＝ 心拍出量 × 総末梢血管抵抗
　　(電圧)　　　(電流)　　　　　(抵抗)

　動脈圧を決定するおもな要因は，拡張期末心室容量，収縮期末心室容量，心拍数，末梢血管抵抗の4つである．自律神経系はこれらの因子を調節するうえで重要な役割を果たす.

b. 動脈圧を一定範囲に保つ調節系

　動脈圧を一定範囲に保つためにさまざまな調節系が関与しているが，圧受容器反射は短期間の血圧変動を感知し，補正するうえで重要な役割を果たす.

(1)圧受容器反射(自律神経系による動脈圧調節)　動脈圧の変化は頸動脈洞および大動脈弓にある**圧受容器**により検知され，その情報は延髄の**循環中枢**に伝えられる．循環中枢は圧受容器からの情報をもとに，交感・副交感神経活動を変える．交感・副交感神経活動は心臓および血管に作用し，動脈圧を一定に保つように作用している．たとえば，出血により血液が減少すると，静脈還流量が減少し，前負荷が低下し1回拍出量が低下する．その結果，心拍出量が低下し動脈圧が下がる．血圧の低下は圧受容器により感知され神経活動の低下として中枢に伝えられる．中枢では反射性に交感神経活動を上昇させ，交感神経末端より神経伝達物質である**ノルアドレナリン**の放出が増加する．ノルアドレナリンは心臓に作用し心拍数を増し(正の変時作用)，心筋の収縮性を増加させ(正の変力作用)，1回拍出量を増やす．心拍数および1回拍出量が増すことにより心拍出量は増加する．ま

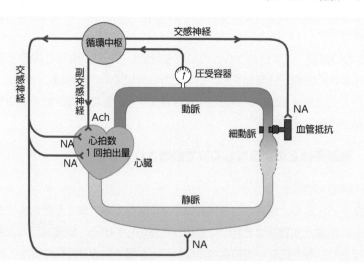

図 4.15　圧受容器反射

NA：ノルアドレナリン，Ach：アセチルコリン

血圧は圧受容器により常にモニターされており，交感・副交感神経活動を変化させて一定に保つ.

た血管系に対しては，抵抗血管の血管径を狭め血管抵抗を増加させる．また静脈を収縮させて心臓に還流する血液量（前負荷）を増加させ，1 回拍出量を増やす．結果，心拍出量が増加し，同時に末梢血管抵抗が増すことにより血圧は上昇し，元のレベルに補正される（図 4.15）．

【問題】　心臓の構造と機能についての記述である．正しいのはどれか．
(1) 右心室壁は，左心室壁よりも厚い．
(2) 心臓壁は，2 層からなる．
(3) 冠状動脈は，心臓の栄養血管である．
(4) 三尖弁は，左心房と左心室の間にある．
(5) 洞房結節は，左心室にある．

[平成 30 年度栄養士実力認定試験問題 9]

---

5. 血液と体液

生体内のすべての細胞は，**細胞外液**に浸っている．細胞が正常に生命活動を営むには，細胞外液の電解質組成，浸透圧，pH，ガス組成，温度などが一定に保たれていることが必要である．その意味で体内の細胞外液を**内部環境**といい，その恒常性を維持しようとするはたらきを**ホメオスタシス**という．

細胞外液は，血液の液体成分である**血漿**と，直接細胞に接している**組織液**（間質液）からなっている．2つの液は毛細血管壁を介して接しており，両者の物質交換は比較的容易である．また，血漿は体内を循環しているので，内部環境の諸条件は全身どこでも一定になっている（図5.1）．

5.1 体液区分と組成

成人で体重の約60%が**体液**である．体液は細胞膜によって**細胞内液**と**細胞外液**に，さらに，細胞外液は血管壁によって**間質液**と**血漿**とに区別される（図5.2）．

それぞれの体液の電解質濃度のおもな特徴としては，以下の3点である．①血漿と間質液の電解質組成はほぼ等しい．②細胞外液のおもな陽イオンは，**ナトリウムイオン**であり，その濃度は約140 mEq/Lで0.9%の生理的食塩水の

図 5.1（左） 毛細血管を介する物質交換

図 5.2（右） 体液の区分（体重に対する割合を示す）

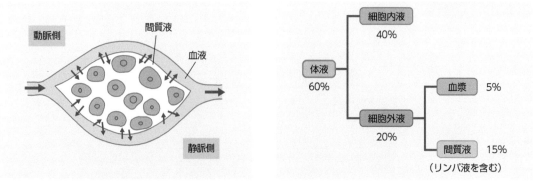

ナトリウムイオン濃度とほぼ等しい．③細胞内液のおもな陽イオンは，**カリウムイオン**であり，その濃度は約 150 mEq/L である．

　これらの電解質のおもなはたらきとしては，体内の細胞内外の水分量を維持し，浸透圧勾配によって細胞内外の水分移動に関与する．また，細胞内外のナトリウムイオン，カリウムイオンの不均一な分布は細胞内外に電気的勾配を形成する．これらは，神経の興奮伝達，筋肉収縮，さらには汗腺，消化腺などの外分泌腺における体液分泌の駆動力となる．

5.2 | 血液の成分とそのはたらき

A. 血液の組成

　血液は鮮紅色(動脈)または暗赤色(静脈)の液体で，比重は水よりやや高い(1.055 〜 1.065)．血液を顕微鏡で見ると，粘稠な液体の中にたくさんの細胞が浮遊していることがわかる．また，血液を試験管にとり，クエン酸ナトリウムやヘパリンなどの凝固阻止剤を加えて遠心分離すると，**血球**は沈み，血液は血球の層と淡黄色の上澄みの部分とに分離する(図 5.3)．

　その上澄みの部分を**血漿**という．血球の層の大部分は**赤血球**であるが，その最上層をよく見ると白っぽい層が少量ある．これは**白血球**と**血小板**である．血液全体の体積に対する赤血球の占める割合を**ヘマトクリット**といい，成人男性 40 〜 50%，成人女性 35 〜 45%程度である．

　凝固阻止剤を加えないで血漿を放置すると，血漿中に白い線維物質が析出してくる．これは血漿中に含まれる**フィブリノーゲン**といわれる可溶性のタンパク質が変化し**フィブリン**となったもので，これを血液から取り除くと血液は凝固しなくなる(後述)．血漿からフィブリノーゲンを取り除いたものを**血清**という．

図 5.3　血液分画

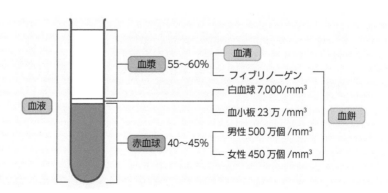

B. 血漿の組成

血漿に含まれるおもなタンパク質として，上で述べたフィブリノーゲンのほかにアルブミンやグロブリンがある．血漿タンパク質は一般に毛細血管壁に対し不透過であることから，その60%を占めるアルブミンは血漿中のおもな膠質浸透圧の形成物質である．すなわち，毛細血管壁を介する水の移動に関与している．また，グロブリンのうち，γグロブリンは免疫（「6. 免疫系」参照）に関与している．

C. 血液細胞

a. 赤血球

両凹型をした直径約 8 μm の円盤状細胞で，男性で約 500 万個/mm^3，女性で約 450 万個/mm^3 程度である．赤血球は極めて柔軟であるため，赤血球の直径より細い毛細血管を細長く変形しながら通過する．内部にヘモグロビンを含むために赤色を呈する．ヘモグロビンと血液の酸素輸送との関係については別章（「7. 呼吸器系」）を参照していただきたい．

(1)赤血球の新生 赤血球は成人では脊椎や胸骨などの骨髄で，日々新生が行われている．骨髄の中には，造血幹細胞というあらゆる血球に分化する元の細胞があり，これが図 5.4 に示すような過程で変化し，核を失い，最後に赤血球となって血液中に遊出してくる．

図 5.4 血液細胞の発生と分化
NK：ナチュラルキラー

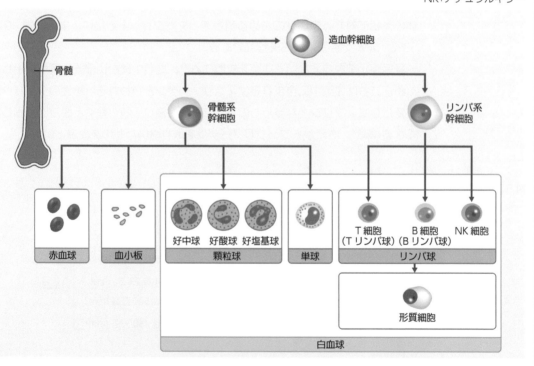

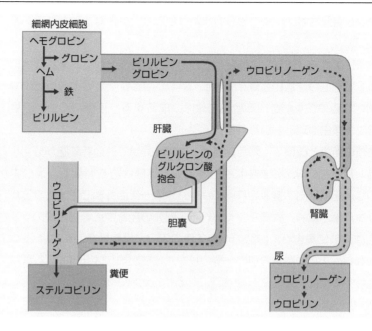

図 5.5　ヘモグロビンの代謝

　骨髄の赤血球の分化，新生にはいくつかのホルモンやビタミンが必要である．たとえば，赤血球の生成は主として腎臓から分泌される**エリスロポエチン**という循環血中の糖タンパク質ホルモンによって増加する．エリスロポエチンは高山などの低酸素環境下で増加することが知られている．このホルモンは骨髄の赤血球系幹細胞にはたらき，前赤芽球への分化を促す．また，ビタミン B_{12} や葉酸は，赤血球分化の初期の段階で不可欠であり，これらのビタミンが欠乏すると大球性貧血になる．ビタミン B_{12} は肉，鶏卵，肝臓などの動物性食品中（植物性食品には含まれない）に多く含まれているが，その吸収には胃から分泌される内因子が必要である．ビタミン B_{12} 欠乏による貧血を巨赤芽球性貧血という．また，ヘモグロビンの構成成分である鉄が欠乏すると小球性の鉄欠乏性貧血となる．

(2)赤血球の寿命　　図 5.5 に赤血球の破壊に伴うヘモグロビンの代謝経路を示す．赤血球の寿命は約 120 日で，古い赤血球は肝臓や脾臓などに存在する細網内皮細胞に取り込まれ破壊される．破壊された赤血球から遊出したヘモグロビンは**鉄**，**ヘム**，および**グロビン**に分解され，ヘムはいくつかの代謝過程を経て**ビリルビン**（胆汁色素）となり，アルブミンと結合して肝臓に運ばれる．肝臓に取り込まれたビリルビンは胆汁の 1 成分として腸に排泄される．ビリルビンは腸内細菌によって変化を受け，ウロビリノーゲンとなって糞便中に排泄されるが，一部は吸収され再び肝臓から胆汁として排泄される（腸肝循環）か，あるいは腎臓から尿中に排泄される．尿中のウロビリノーゲンとそれが還元されて生じるウロビリンの検出は，胆汁色素の腸肝循環が正常にはたらいているか否かをスクリーニングするために臨床上有効な手段である．糞便や尿が黄色を呈するのは，ウロビリ

ノーゲンが還元されステルコビリンまたはウロビリンとなったためである.

b. 白血球

　白血球にはさまざまな形とはたらきがあり，大きく分けて，細胞質内に色素で染まる顆粒をもつ**顆粒白血球**（好塩基性，好中性，好酸性）と，**単核球**（リンパ球と単球）に分類される（図5.4参照）.顆粒白血球は，成熟すると核がいくつかの葉に分かれるので多核白血球ともいわれる.

　白血球の新生と破壊　　顆粒白血球，単球は骨髄で造血幹細胞が分化して生成される.顆粒白血球の流血中に存在する平均期間は約6時間で，流血中から出たものは消化管に出て排泄される.**リンパ球**の一部は骨髄で生成されるが，大多数はリンパ節，胸腺，脾臓でつくられる.胎児の発育中に骨髄起源のリンパ球前駆細胞は胸腺に集まり，胸腺の環境条件の下で，細胞性免疫にはたらく**T リンパ球**になる.また，胎児の別の一群のリンパ球前駆細胞は肝臓および脾臓に集まり，液性免疫にはたらく**B リンパ球**になる（「6.免疫系」参照）.

c. 血小板による止血

　血小板は，もともと骨髄にある骨髄巨核球の細胞質がちぎれて流血中に入ったものである.その形態を図5.4に示す.血管壁が損傷し出血が起きると，血小板は血管内皮下のその膠原線維に付着する.これを**血小板粘着**という.次に血小板粘着に伴って放出されるセロトニン，アドレナリンは，血管収縮を起こし止血に有利にはたらく.また同時に放出される別の血小板因子は，連鎖的に別の血小板を付着させる.これを**血小板凝集**という.さらにこれらの因子のいくつかは，血漿中の凝固因子（後述）を活性化して赤血球も付着させ，最終的には凝固血栓をつくって血管からの血液の流出を停止させる.

d. 血液凝固

　血液は血管外に出ると短時間のうちに固まって流動性を失う.これを**血液凝固**といい，血液が凝固したかたまりを**血餅**という.血餅は血漿の中のフィブリノーゲンがフィブリンという不溶性の線維に変化するために起こる.そのためには，血液および組織中に含まれているいくつかの凝固因子が，連鎖的に活性化される必要がある（図5.6）.血液凝固は次の3相に分けられる.

①**第1相**：活性**トロンボプラスチン**を生成する過程で2つある.1つは血漿中に溶けている6種類の血漿凝固因子と血小板因子が，カルシウムイオンの存在下で反応して血液トロンボプラスチンを活性化する過程.もう1つは，組織に含まれる組織トロンボプラスチンが，組織に流出した血液中の3種類の血漿凝固因子と，カルシウムイオンの存在下で反応して活性化される過程である.

②**第2相**：血液および組織活性トロンボプラスチンによって，血漿中のプロトロンビンが活性型の**トロンビン**に変換される過程である.

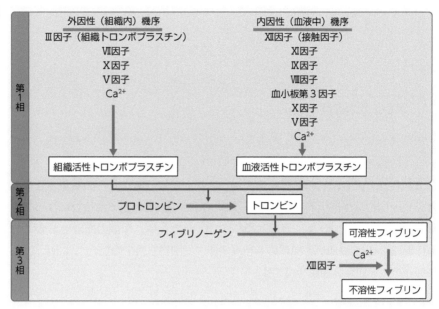

図5.6 血液凝固過程と凝固因子

$\longrightarrow$ 転化または生成過程

$\longrightarrow$ 作用過程

	外因性（組織内）機序	内因性（血液中）機序
第1相	III因子（組織トロンボプラスチン） VII因子 X因子 V因子 Ca²⁺	XII因子（接触因子） XI因子 IX因子 VIII因子 血小板第3因子 X因子 V因子 Ca²⁺

③**第3相**：トロンビンによってフィブリノーゲンが可溶性**フィブリン**に変換され，さらにこの可溶性フィブリンが1つの血漿凝固因子とカルシウムのはたらきによって重合を起こし，不溶性フィブリンに変換される過程である．

e. 血餅の退縮と溶解

不溶性フィブリンの線維の網状構造は形成されて2～3分後に収縮し始める．これを**血餅の退縮**という．この退縮によって血管の損傷部分は互いに引きつけられ，傷口は小さくなる．さらに時間がたつと血餅中に線維芽細胞が進入してきて結合組織を形成し，傷口は完全に修復される．また，凝固した血液は時が経つにつれて少しずつ溶けて消失していく．これは血漿中の**プラスミノーゲン**というタンパク質が，ある因子のはたらきにより活性型のプラスミンに変換され，これが重合したフィブリンを溶解し血餅を溶解させるからである．これを**線維素溶解**という．

5.3 │血液型

A. ABO 式血液型

　赤血球膜の表面は A 型および B 型の抗原性を有する糖タンパク質で覆われている．これを凝集原という．一方，血漿にはこれらの抗原に対する抗 A 抗体，抗 B 抗体が存在し，これを凝集素という．ヒト血液ではこれらの凝集原と凝集素の組み合わせが遺伝的に 4 通りに決まっており，その組み合わせによって血液型を A，B，AB，O 型に分類する(図5.7)．たとえば，A 型の血液を B 型のヒトに輸血すると，供血側赤血球の A 型凝集原は受血側血漿中の抗 A 抗体と反応し，供血された赤血球は凝集を起こす．

B. Rh 式血液型

　ヒト赤血球には，アカゲザルの赤血球に対する抗体と反応して凝集するものとしないものがある．この血液型の凝集原のうち D 抗原が最も抗原性が高く，赤血球表面に D 抗原をもつヒトを Rh 陽性，もたないヒトを Rh 陰性という．東洋人では約 99％が Rh 陽性であり，白色人種では 85％が陽性である．ABO 式血液型とこの血液型との大きいちがいは，Rh 陰性のヒトには凝集素が先天的に存

血液型	凝集原 (赤血球)	凝集素 (血清)	凝集試験 A 型ヒト血清と	B 型ヒト血清と
A	A	抗B	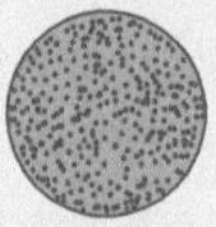	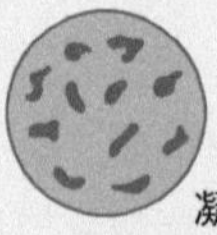 凝集
B	B	抗A	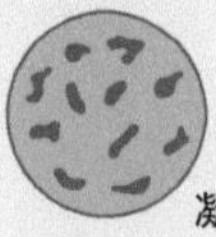 凝集	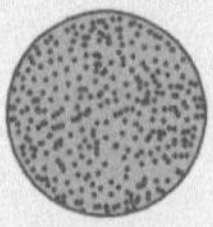
AB	A, B	なし	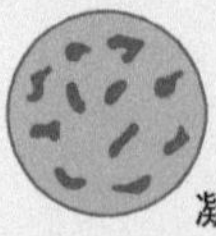 凝集	凝集
O	なし	抗A, 抗B	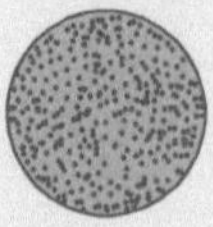	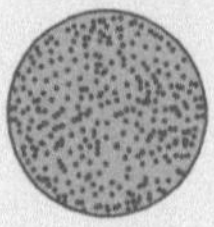

図 5.7　ABO 式血液型における凝集反応

在せず，D 抗原を有する赤血球が輸血などによって血液中に入ると，初めて体内に抗 D 抗体が産生される点である．臨床的によく問題になるのは，母親が Rh 陰性で父親が Rh 陽性の場合である．その両親から生まれる子は Rh 陽性の子どもになることが多い．胎児の血液が妊娠後期または分娩時に胎盤を通して母親に移動することがあるが，その際母親の血液に抗 D 抗体が産生され，長年にわたって血液中に保有される．問題になるのはこの母親が Rh 陽性の第 2 子以降の子どもを妊娠した場合で，母親の抗 D 抗体は妊娠後期の胎盤を通過しやすい特徴があり，胎児へ移行して胎児血液を溶血させる可能性がある．そのためひどいときには死産したり，重症の黄疸や貧血になる．これを新生児溶血性疾患という．

C. 交叉適合試験

ヒトの血液型には上で述べた以外に多くの血液型が存在する．そのため，輸血の場合に供血者の赤血球と受血者の血清とを混ぜて凝集の有無を確認する．さらに，供血者の血清と受血者の赤血球についても同様の確認をすることも必要である．これを交叉適合試験といい不適合輸血事故を防ぐうえで重要である．

5.4 酸塩基平衡

体液の水素イオン濃度(pH)を一定に保つことは，細胞内での生化学反応を正常に行うために極めて重要である．血液および組織液の pH を 7.40 ± 0.05 の範囲で一定に保つような種々の生体内での調節を，酸塩基平衡という．化学的調節として，①血液および体液の緩衝作用，さらに生理的調節として，②呼吸による調節，③腎臓による調節の 3 つが挙げられる．

A. 化学的調節

化学的調節能の特徴は，呼吸や腎機能によって水素イオン(H^+)が排泄されるまでの間，一時的に体液の pH の変動を極力抑制するための調節系で，その中心的なはたらきをするのが炭酸水素イオン(HCO_3^-)である．すなわち，血液中の二酸化炭素は，赤血球内の炭酸脱水酵素のはたらきによって素早く炭酸水素イオンに変換され，次の化学反応式によって乳酸などの有機酸から放出される水素イオンを緩衝する(「7. 呼吸器系」参照).

$$HCO_3^- + H^+ \rightleftharpoons H_2O + CO_2 \qquad \cdots\cdots\cdots(1)$$

すなわち，血漿に酸が加わると反応は右に移動し，その結果生じた CO_2 は呼吸によって肺から排出される．呼吸による調節も含めて全緩衝能の 65%がこの

系で行われる．また，ヘモグロビン(Hb)の構成アミノ酸の1つであるヒスチジンのイミダゾール基は有効な塩基としてはたらき，炭酸水素イオンと同様水素イオンを緩衝する．

$$Hb + H^+ \rightleftharpoons HbH^+$$

この反応において，酸素化ヘモグロビンよりも脱酸素化ヘモグロビンのほうが緩衝能が高い．全緩衝能の30%がこの系で行われる．その他，血漿タンパク質，リン酸イオンが化学調節にいくぶん関与するが，全体からみた貢献度は低い．

B. 呼吸による酸塩基平衡

末梢組織で産生される二酸化炭素は，p.57の(1)式に従って赤血球内で素早くH^+とHCO_3^-になる(「7. 呼吸器系」参照)．もし，肺の換気不全で二酸化炭素の肺からの排泄が障害されると(1)の化学反応が右から左に移動し，血液は酸性化する．これを**呼吸性アシドーシス**といい，何らかの呼吸器系疾患が原因であり**低酸素血症**を伴うことが多い．

逆に，過換気によって血中二酸化炭素が低下すると(1)の反応式が右に移動し，血液はアルカリ化する．これを**呼吸性アルカローシス**という．過換気症候群は，呼吸中枢が過剰に興奮して換気が促進し，血液のアルカリ化に伴って脳の血管が収縮して脳血流が減少し，痙れんなどの症状を引き起こすものである．

C. 腎臓による酸塩基平衡

体内で産生された硫酸，リン酸，乳酸などの不揮発性の酸から生じる水素イオンは，一時的には血液による化学調節や呼吸によって緩衝されるが，最終的には腎臓から排泄されなければならない．腎臓から分泌される水素イオンは**アンモニウムイオン**(NH_4^+)や**リン酸イオン**($H_2PO_4^-$)として排泄される(「9. 泌尿器系と腎機能」参照)．

腎障害のときはもちろんのこと，糖尿病のときにも脂肪酸代謝が亢進し，体内に脂肪酸の代謝物質である不揮発性のケト酸が蓄積する．その結果，血液が酸性化するが，これを**代謝性アシドーシス**という．また，嘔吐によって胃液から大量の酸が失われると血液がアルカリ化し，これを**代謝性アルカローシス**という．

5.5 水の代謝と浸透圧の調節

A. 水分バランス

生体は絶えず皮膚，肺などから水分を蒸発しており(不感蒸泄)，また尿として
も水分を失っている．それに見合う水分が補給されないと体液は減少し，浸透圧
も高くなる．その他，1 日の消化管腔内への消化液の分泌は 7,000 mL に及び，
下痢などの際にこれが腸管から再吸収されないと急激に体液は減少する．図 5.8
にヒトの 1 日の水分の出納を示す．

1 日あたり約 900 mL の不感蒸泄は生体が生きている限り避けることはできな
い．また，老廃物を尿中に排泄するための必要最低限の尿量を不可避尿といい，
1 日あたり約 500 mL である．1 日約 300 mL の水は代謝によって体内で産生さ
れる(代謝水)ので，最低 1,200 mL の水は毎日補給しなければならない．

B. 浸透圧調節

間脳の視床下部の前部に，血液浸透圧の変化を鋭敏に感受する神経細胞の群が
ある．その部分を浸透圧受容器という．

血液浸透圧の上昇の信号は，浸透圧受容器を経て，視床下部の視索上核および
室傍核という抗利尿ホルモン(ADH，バソプレシン)産生細胞群に送られ，それらの
細胞が興奮すると脳下垂体後葉から血中へ ADH が分泌される(「11. 内分泌系」参
照)．血中に放出された ADH は腎臓に至り，集合管から水の再吸収を促進して
体液の浸透圧を低下させるようにフィードバックをかける(「9. 泌尿器系と腎機能」参
照)．その結果，尿は濃縮され尿量は減少する．また，血液浸透圧の上昇は浸透
圧受容器を経て視索上核後側部に存在する口渇中枢を刺激し，飲水行動を引き起

図 5.8　生体の水分出
納

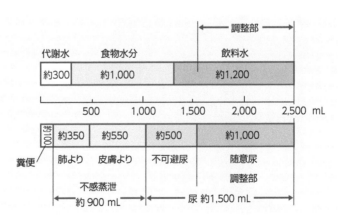

こす.

C. ナトリウム代謝と体液量調節

ナトリウムイオンは細胞外液のおもな浸透圧を構成する溶質である．発汗や下痢によって大量のナトリウムイオンが体外へ失われると，生体は細胞外液の浸透圧（ナトリウム濃度）を一定に保つように飲水量を抑制し，尿量を増加させるために細胞外液量は減少する．これを**塩分欠乏性脱水**という．この場合，細胞外液は**等張**のまま減少するので激しい口渇感はないが，血液量は減少するために，極端な場合には虚脱状態に陥る．したがって，このような場合，水とともに食塩を摂取することが重要である．

腎臓の**傍糸球体装置**は動脈血圧を受容しており，動脈血圧が低下するとこの装置から**レニン**が分泌される（図5.9）．レニンは血漿中にあるアンギオテンシノーゲン（おもに肝臓でつくられるが，脂肪細胞もつくっている）を**アンギオテンシンⅠ**に変化させる．アンギオテンシンⅠは肺の変換酵素により**アンギオテンシンⅡ**に変換される．アンギオテンシンⅡは副腎皮質からアルドステロンを分泌させ（「11. 内分泌系」参照），腎臓の遠位尿細管，集合管におけるナトリウムイオンの再吸収を促進し食塩の体内貯留にはたらく（「9. 泌尿器系と腎機能」参照）．また，アンギオテンシンⅡはそれ自身が強力な血管収縮物質で血圧維持にはたらくほか，間脳の視床下部の受容器を介して食塩欲を刺激するといわれている．

図5.9 浸透圧および体液量調節

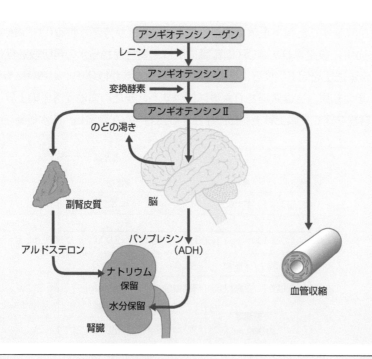

【問題】 血液についての記述である．正しいのはどれか．

(1) 血液の 60%は，血球である．

(2) 血小板は，血液凝固に作用する．

(3) エリスロポエチンは，白血球産生を促進する．

(4) 血清は，フィブリノーゲンを含む．

(5) 赤血球の寿命は，1 週間である．

[平成 30 年度栄養士実力認定試験問題 10]

6. 免疫系

A. 生体の防御機構

人体には，ウイルスや細菌などが体の内部に侵入するのを防いだり，侵入した場合にはそれを速やかに排除するためのさまざまな防御のしくみが備わっている．このような防御のしくみは，**非特異的防御機構**と**特異的防御機構（免疫）**とに分けて考えることができる．

非特異的防御機構は，たとえば皮膚が重層扁平上皮からなっていて，細菌などの侵入を物理的に防いだり，粘膜の表面に分泌される粘液の中に含まれるリゾチームなどのはたらきをいい，この防御機構を突破したウイルスや細菌は，免疫といわれる特異的防御機構が対応する．免疫には，自然免疫と獲得免疫がある．

B. 免疫とは「二度なし」

外界からの異物の侵入に対して生体の示す防御反応のうち，特異的な反応が**免疫反応**である．たとえば「はしか」は，はしかのウイルスによって引き起こされるが，一度この感染を受けて回復すると，生体は二度目にそのウイルスの侵入を受けても速やかにそれを排除する機構をもちあわせていて，感染を免れる．これは体に備わっている免疫反応による．したがって免疫とは「二度なし」といわれる．このような生体の特異的な反応は**抗体**と**リンパ球**によってなされる．

免疫反応を担う体の細胞は，リンパ球といわれる**白血球**の仲間である．リンパ球には**T細胞**（Tリンパ球）と**B細胞**（Bリンパ球）があり，B細胞が産生する抗体によって，いかなる種類の異物（抗原）に対しても反応できる．またT細胞も異物に特異的に反応し，一部のT細胞は直接がん細胞などを殺すこともできる．

免疫反応にはリンパ球のほかに，異物を貪食し，その異物の情報をリンパ球に提示する**マクロファージ**(貪食細胞)という細胞も重要な役割を果たしている．このような特異的な生体の反応は，生体がその生存中に特定の病原体が侵入した場合に，それに対応すべく適応反応として体が獲得したものであるので**獲得免疫**といわれる．

これと対比されるようなかたちの防御反応が体には備わっている．これは，病原体の曝露とは関係なしに広範囲の異物などをマクロファージが取り込み，消化するような反応で，**自然免疫**という．

C. 鍵と鍵穴の抗原と抗体

抗原と抗体の反応は，鍵と鍵穴の関係にたとえられる．抗原に対して特異的に反応できるタンパク質が抗体である．抗体は**免疫グロブリン**といわれ，Ig (immunoglobulin)と略される．Ig には IgG，IgM，IgD，IgA，IgE の 5 クラスがある．通常の抗原に対しては初期には IgM 抗体が，続いて IgG 抗体が対応する．IgE は花粉症などのアレルギーのときの抗体で，この抗体が**肥満細胞**(免疫グロブリンの Fc 部分の受容体をもつ)と結合し，さらに抗原と結合することにより肥満細胞が脱顆粒すると，その顆粒中に含まれる**ヒスタミン**などのはたらきでアレルギー症状などが発現される．免疫グロブリンの構造とそれぞれの特徴について表 6.1 に示した．

表 6.1 免疫グロブリンの種類と特性

	クラス				
	IgG	IgM	IgD	IgA	IgE
形状	単量体	5 量体	単量体	2 量体(分泌型 IgA)（分泌成分）	単量体
アレルギーへの関与	Ⅱ型，Ⅲ型	Ⅱ型，Ⅲ型	―	―	Ⅰ型
特徴	・血液，体液中に最も多く存在する．液性免疫における感染防御の主役 ・唯一，胎盤通過性をもつ ・IgG1 〜 IgG4 の 4 つのサブクラスをもつ	・補体の活性化・細菌凝集などの作用が強い ・感染初期に一時的に増加する ・B 細胞の表面にも存在する	・B 細胞の分化に関与している可能性があるが，その役割には不明な点が多い	・多くは粘膜上に分泌され，局所免疫ではたらく管腔での免疫の主役 ・母乳に含まれる ・IgA1，IgA2 の 2 つのサブクラスをもつ	・肥満細胞や好塩基球の細胞膜表面の Fc 受容体と結合し，Ⅰ型アレルギーに関与する ・寄生虫の感染で増加する

D. 免疫をつかさどる組織

リンパ球をつくり，リンパ球が住みついている体の組織を広く**免疫組織**（免疫臓器）といい，生体防御の中心をなし，これらは脈管系のうち特に**リンパ管系**と密接にかかわっている（図6.1）．このような組織のうちリンパ球を産生供給するものを**中枢性免疫組織**といい，つくられたリンパ球が分布して機能している組織を**末梢性免疫組織**という．中枢性免疫組織に属するものにT細胞を産生する**胸腺**と，B細胞を産生する**骨髄**がある．末梢性免疫組織には，**リンパ節，脾臓，扁桃，虫垂，パイエル板**などが属する．ほかに腸間膜の表面には**乳斑**というリンパ装置があり，腹腔内の生体防御にはたらいている．

a. 中枢性免疫臓器の構造とはたらき

(1)胸腺　　心臓の上に存在する左右二葉の白色の臓器である．年齢に応じてその重量を変化させ，10歳台をピークとしてその後重量を減少させるのが特徴である．被膜に仕切られた構造の中に皮質と髄質をもつ．髄質には特徴的な**ハッサル小体**がある（図6.2）．

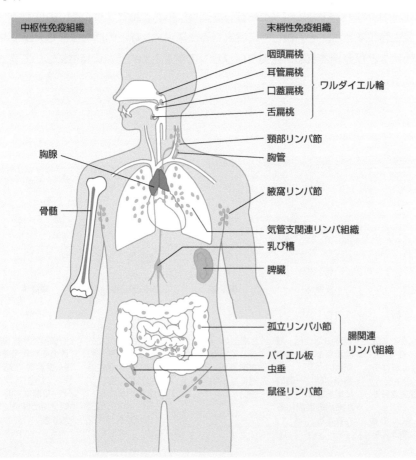

中枢性免疫組織

末梢性免疫組織

咽頭扁桃
耳管扁桃
口蓋扁桃　　ワルダイエル輪
舌扁桃

頸部リンパ節
胸管

胸腺

腋窩リンパ節

骨髄

気管支関連リンパ組織
乳び槽
脾臓

孤立リンパ小節
パイエル板　　腸関連リンパ組織
虫垂

鼠径リンパ節

図6.1　おもなリンパ器官（組織）

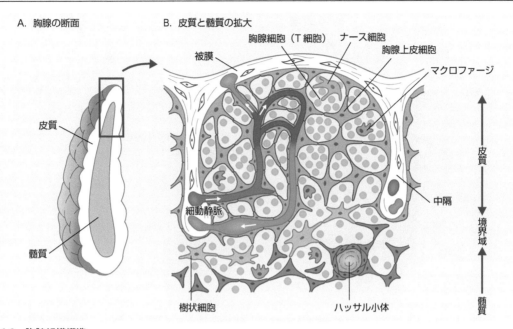

A. 胸腺の断面　　　　　　　B. 皮質と髄質の拡大

胸腺細胞（T細胞）　ナース細胞
被膜　　　　　　　　　　胸腺上皮細胞
　　　　　　　　　　　　　　マクロファージ
皮質
　　　　　　　　　　　　　　　　　　皮質
　　　　　　　　　　　　　　　　　境界域
　　　　　　　　　　　　　　　　　髄質
髄質　　　　　　　　　　　　中隔
細動静脈

樹状細胞　　　　　　ハッサル小体

図6.2　胸腺組織構造
B：坂井建雄ほか，人体の正常構造と機能全10巻縮刷版，p.520，日本医事新報（2009）より改変〕

　皮質にも髄質にも**胸腺細胞**（T細胞の前駆細胞）がぎっしりとつまっている．胸腺には上皮由来の上皮性細網細胞（胸腺上皮細胞）が観察される．この種の細胞のほかに，中胚葉由来の細網細胞やマクロファージ，樹状細胞，ナース細胞が存在し，胸腺細胞の増殖と，胸腺細胞が外界の異物を認識できる一人前のT細胞に育つまでの支えをなしている．胸腺での胸腺細胞の成熟に関しては，胸腺細胞が発現する**T細胞受容体**（TCR）と，胸腺上皮細胞に発現している**自己の主要組織適合遺伝子複合体**（MHC）**分子**が重要なはたらきをしている．すなわち，自己のMHC分子に適度に反応できるT細胞受容体をもつようになった胸腺細胞だけが選択されて，成熟したT細胞として末梢に動員されると考えられている．

(2)骨髄　　骨髄には赤血球をつくる**赤芽球**，顆粒球をつくる**骨髄芽球**，単球をつくる**単芽球**や血小板をつくる**巨核球**などが見られる．そのなかに混ざってB細胞をつくる**リンパ芽球**も存在し，成熟しつつあるB細胞や成熟した**形質細胞**も見られる．胸腺でつくられるT細胞のもとになる幹細胞も，骨髄で生まれ，胸腺に出向いてたくさんの胸腺細胞になる．

b. 末梢性免疫臓器の構造とはたらき

(1)リンパ節　　たとえば足の裏に一定の数の病原性の細菌が侵入した場合，局所で処理されないと，細菌は毛細リンパ管を通って運ばれ，膝窩の**リンパ節**でとどめられる．そこで免疫にかかわる細胞であるマクロファージに貪食され，その抗原の一部が自己のMHC分子といっしょになってT細胞やB細胞に提示され，免疫反応を引き起こすことになる．リンパ節には**輸入リンパ管**と**輸出リンパ管**がある．リンパ節の皮質には，特にリンパ球が球状に集まっているところがあり，

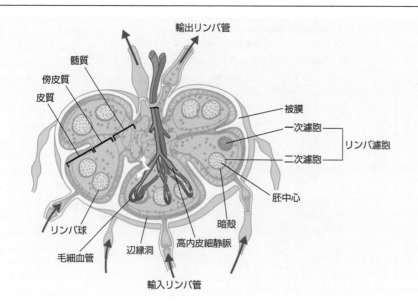

図6.3　リンパ節の構造
［坂井建雄ほか，人体の正常構造と機能全10巻縮刷版，p.516，日本医事新報（2009）より改変］

リンパ濾胞といわれる．ここには幼若なB細胞が骨髄からやって来て住みつき，抗原に反応して分裂，増殖する．その場所を胚中心といい，さらに成熟した段階のB細胞が胚中心のまわりに密集して暗殻を形成している．リンパ節には高内皮細静脈(HEV)といわれる特殊な静脈があり，ここで血液中の白血球のうちリンパ球のみがリンパ節に遊出する(図6.3)．

(2)脾臓　脾臓は左の下肋部にあるにぎりこぶし大のリンパ装置である．ほかに赤血球の処理や血液量を調節するはたらきがある．リンパ節と構造上は似た組織であるが，リンパ節がリンパ管と密接なかかわりがあるのに対し，脾臓は血管との関係が深い．血液中に侵入した異物は脾臓などを通して除かれる．脾臓は白脾臓と赤脾臓からなる．白脾臓はリンパ濾胞にあたる脾小節を中心とした構造を示す．赤脾臓では脾動脈が静脈洞に開口し，その静脈洞のまわりには細網細胞と細網線維が網の目状になった立体構造を形成している．

(3)扁桃　扁桃は粘膜に付随した免疫組織である．口腔近辺には**ワルダイエル咽頭環**といわれる生体防御装置があり，**口蓋扁桃**，**咽頭扁桃**，**舌扁桃**がそれを構成している．口蓋扁桃は，鼻や口から異物が侵入する際に，その入口のところで体を防御する装置である．口腔の上皮をなす重層扁平上皮の下に，リンパ球が浸潤してリンパ装置を形成している．扁桃に炎症が起こるのが**扁桃腺炎**で，慢性化すると病巣感染のもとになると考えられていて，扁桃摘出の対象となることがある(図6.4A)．

(4)虫垂　盲腸の先端に見られる8cm程度の突起状のもので，**虫垂炎**(通称，盲腸炎)を起こすところである．**大腸**(盲腸，上行結腸，横行結腸，下行結腸，S状結腸，直腸)の一部である．大腸の粘膜上皮下に集合リンパ小節を抱えた構造を示す．

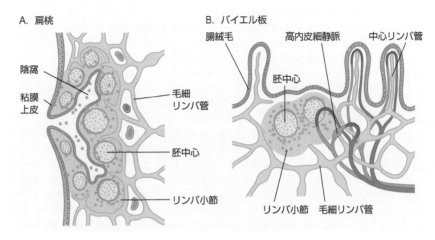

図 6.4　粘膜関連リンパ組織（扁桃とパイエル板）

［坂井建雄ほか，人体の正常構造と機能全10巻縮刷版，p.514，日本医事新報（2009）より改変］

A. 扁桃

陰窩
粘膜上皮
毛細リンパ管
胚中心
リンパ小節

B. パイエル板

腸絨毛
高内皮細静脈
中心リンパ管
胚中心
リンパ小節　毛細リンパ管

リンパ濾胞の基本構築はリンパ節や扁桃と同じである.

(5)パイエル板　　小腸（十二指腸，空腸，回腸）のうち，回腸の粘膜上皮下に集合リンパ小節が見られる. これを特に**パイエル板**といい，粘膜に付随するリンパ装置の1つである. 回腸の漿膜面（外側面）や粘膜面（内腔面）から，つぶつぶとした小さな突出として観察できる. 消化管から入ってくる異物に反応する重要な粘膜免疫組織である（図6.4B）.

E.　異物をこわす防御反応のしくみ

外界から侵入した異物や，内部に生じた異物に対する生体の防御反応は，白血球の仲間である**リンパ球**によって絶えず効率よく行われている. リンパ球の種類とその特性について表6.2に示した.

a. B細胞

B細胞の産生する抗体は，異物（抗原）と結合して生体内において異物を不活性

表6.2　リンパ球の種類と特性

	種類		特性
B細胞	B細胞		Th細胞に依存する. 抗体産生
	形質細胞		抗体を分泌する活性化B細胞の別名
T細胞	ヘルパーT（Th）	Th1	IFN-γ, IL-2産生. 遅延型過敏反応媒介. Tc細胞やマクロファージの活性化
		Th2	IL-4, IL-5, IL-6, IL-10産生. 抗体産生促進
		Th17	IL-17産生, 好中球を集めて細胞外細菌感染防御. T細胞応答抑制
	Treg		
	細胞傷害性T細胞（Tc）		細胞傷害活性. がん細胞などを直接攻撃し破壊. サイトカイン産生
	NK細胞（ナチュラルキラー細胞）		細胞傷害活性. IFN-γ産生
	NKT細胞		IFN-γやIL-4産生. CD1認識. 1種類のT細胞受容体が発現し, 多様性がほとんどない

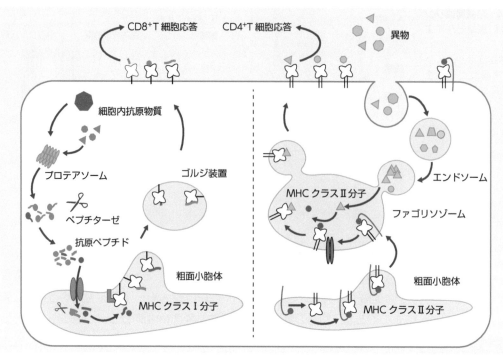

図 6.5　マクロファージまたは樹状細胞による抗原処理および抗原提示

化する．B細胞は骨髄でつくられ，リンパ節，脾臓，パイエル板などにやってきて，それらのリンパ濾胞で増殖，成熟する．輸入リンパ管からリンパ節に侵入した異物に対する反応はリンパ節に存在するマクロファージによって処理されたり（図 6.5），樹状細胞によって抗原提示を受け，B細胞や抗原に特異的なT細胞が活性化される．抗原特異的B細胞やT細胞は輸出リンパ管から出て，胸管を通り**左鎖骨下静脈**から静脈系に入り，心臓から動脈系に乗ってリンパ節にも再びやってくる（図 6.1 参照）．このようにして，極めて速い速度でリンパ球は体内を再循環しており，異物に即座に対応できる体制をとっている（図 6.6）．

b．T細胞

　T細胞はその前駆細胞がやはり骨髄でつくられ，その後，胸腺で増殖，成熟し，異物にうまく反応できるように教育されたのち血液中に出，B細胞と同じようにリンパ節などで再循環を行いながら異物に反応する体制を整えている（図 6.6）．T細胞の仲間には，B細胞が抗体産生をするのを助けたりする**ヘルパーT細胞**（Th）と，がん細胞を破壊したりする**細胞傷害性T細胞**（Tc）などがある．T細胞は局所で直接ウイルス感染細胞などを破壊し，いろいろな**サイトカイン**（インターロイキン（IL-2，IL-4）など，表 6.2）を出して生体防御にはたらいている．T細胞が中心にはたらく免疫反応（たとえば移植免疫の場合など）を特に**細胞性免疫**といい，B細胞の抗体産生が中心の免疫反応を**体液性免疫**（液性免疫）という．

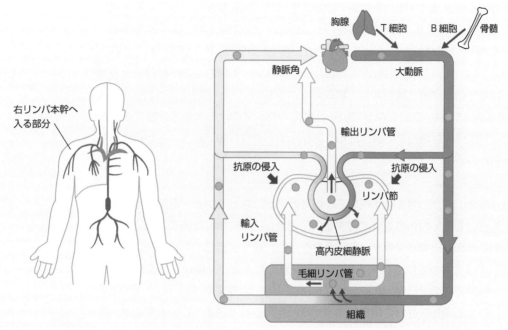

胸腺　T細胞　B細胞　骨髄

静脈角　大動脈

輸出リンパ管

抗原の侵入　抗原の侵入

リンパ節

輸入リンパ管

高内皮細静脈

毛細リンパ管

組織

右リンパ本幹へ入る部分

図6.6　リンパ球の再循環

F.　疾患と免疫

　免疫のしくみは体の恒常性の維持にとって，内分泌系や神経系とともに不可欠なものである．しかしながら，このしくみがかえって体にとって不都合な反応として出る**アレルギー**や**自己免疫疾患**がある．また，体のいろいろな疾患の発症や増悪に，免疫系やそれに関連するサイトカインなど(たとえば IL–6 など)が深くかかわっていることがわかってきている．

a.　アレルギー疾患

　免疫反応のうち病的なものをアレルギーという．Ⅰ型からⅣ型に分類される．**Ⅰ型アレルギー**に属する疾患には，花粉症や気管支喘息がある．IgE 抗体が関係し，肥満細胞などからヒスタミンなどが出て炎症反応を引き起こす．**Ⅱ型アレルギー**に属するものには，自己免疫性溶血性貧血などがあり，IgG や IgM 抗体によって組織が傷害されて起こる．**Ⅲ型アレルギー**に属する疾患には，全身性エリテマトーデス(SLC)などがあり，抗原抗体複合体によって組織の傷害が引き起こされる．**Ⅳ型アレルギー**には関節リウマチなどが属するが，細胞性免疫によって(抗原に感作されたⅠリンパ球による)組織の傷害が起こると考えられている．

b.　食物アレルギー

　消化管を経由してくる異物(外来抗原)の処理は，消化管の上皮などで行われている．したがって，必ずしもすべての食物が私たちの体にとって抗原としてはたらいているわけではない．しかしながら一部はパイエル板や虫垂のように，抗原

に反応するリンパ球の集団を粘膜下に抱えていて，消化管から入ってくる異物に対して免疫反応を行い異物の処理を行っている．それではなぜ，すべての食物（とりわけ，魚や動物の肉など）によって感作され，食物にアレルギー反応を起こさないのかについては，必ずしもまだよくわかっていない．生まれてから今日に至るまで，私たちの体は消化管を通して摂取しているものについては**免疫寛容**（抗原抗体反応などを起こさないこと）になっていると考えられ，そのような免疫寛容の破綻が起こった例外的な場合にのみ，ミルクアレルギーやサバのアレルギーが起こるものと思われる．

c. 自己免疫疾患

自分の体の成分に対する免疫反応が病気の原因になっている，あるいは，その病気において自分の体の成分に対する免疫現象（自己免疫現象）が観察されるような病気のことを**自己免疫疾患**という．免疫反応は，通常は自分の体の成分には起こらないようになっている（これを**自己寛容**という）．ところが，自己免疫の患者では何かの理由でこの自己寛容が破綻してしまい，自己免疫現象が起こり，その結果いろいろな組織が壊されて病気が発症すると考えられている．この病気には，自己免疫性の甲状腺炎や自己免疫性溶血性貧血，重症筋無力症などがある．

d. 膠原病

膠原病は，自己免疫疾患のうち体の上皮組織などの間を埋めている結合組織の疾患として扱われる病気で，免疫による組織の傷害が主要な病気の原因となっている．シェーグレン症候群，全身性エリテマトーデス，多発性筋炎などがその例である．

e. 後天性免疫不全症候群（エイズ，AIDS）

英語の呼び名 acquired immune deficiency syndrome の頭文字をつないだのが**エイズ**という呼び名である．**ヒト免疫不全ウイルス**（HIV）に感染したあと数か月から数年で発症する病気で，リンパ球のうちヘルパーT細胞が特異的に感染を受けて壊され，そのために免疫不全の状態になる病気である．性行為，血液を介した感染（輸血や静脈注射の使い回しなどを含む）と母子間の垂直感染がおもな感染経路となる．

【問題】 免疫グロブリンに関する記述である．正しいのはどれか．1つ選べ．
(1) 1本のH鎖と1本のL鎖から構成される．
(2) 液性免疫を担当する．
(3) 血中に最も多く存在するのは，IgEである．
(4) 母乳中に最も多く存在するのは，IgMである．
(5) IgAは，胎盤を通過する．

[2019年（第33回）管理栄養士国家試験問題42]

---

7. 呼吸器系

7.1 呼吸器系の構造

　酸素は，体を構成する細胞が生きていくうえで，欠くことのできない分子であるため，生物は絶えず呼吸を繰り返し，体内に酸素を取り入れている．ここでは，呼吸に関係する器官，すなわち鼻腔，咽頭，喉頭，気管，気管支，肺について述べる（図7.1）．このうち，鼻腔，咽頭，喉頭，気管，気管支は，気道という空気の通路であり，肺の中の肺胞において酸素や二酸化炭素のやり取り（ガス交換）が行われる．

図7.1　呼吸器系を構成する器官

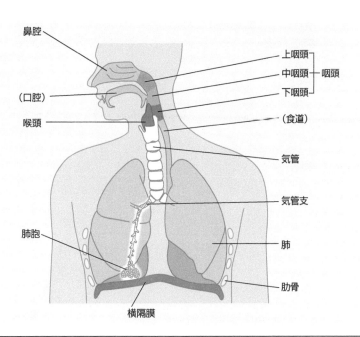

鼻腔
上咽頭
中咽頭 ─ 咽頭
下咽頭
（口腔）
（食道）
喉頭
気管
気管支
肺胞
肺
肋骨
横隔膜

A. 気道：肺までの空気の通路

a. 鼻腔

鼻腔の中央には鼻中隔が存在し，鼻腔を左右に分ける．鼻中隔は鼻中隔軟骨，篩骨および鋤骨より形成される．鼻腔の外側より上鼻甲介，中鼻甲介，下鼻甲介が突出し，それぞれ上鼻道，中鼻道，下鼻道をつくる（図7.2）．

鼻腔の粘膜は呼吸部と嗅部に分類される．鼻腔の大部分は呼吸部であり，鼻腔の上部（上鼻甲介～鼻中隔）に嗅部の粘膜が見られる．呼吸部は多列上皮で覆われており，線毛の運動によって異物は咽頭に送られる．粘膜固有層には血管や鼻腺が豊富に分布し，吸気を暖め，適度な湿度を与える．鼻中隔前部はとくに静脈叢が発達しているため，鼻出血の好発部位であり，キーゼルバッハの部位として知られている．

嗅部は厚い多列上皮で覆われ，その中の嗅細胞は脳の嗅球まで至る長い突起をもち，においの情報を脳に伝えるはたらきをもつ（「13. 感覚器」参照）．

なお，鼻腔は眼窩と交通しており，鼻涙管は涙嚢から始まり下鼻道に開口する．したがって，涙は鼻涙管を通って鼻腔に流れ込む．

b. 副鼻腔

鼻腔を取り囲む骨には空洞が存在し，副鼻腔といわれる．副鼻腔は鼻腔と交通し，粘膜は呼吸部と同一である．副鼻腔には，上顎洞，前頭洞，篩骨洞（篩骨蜂巣），蝶形骨洞の4種類がある．

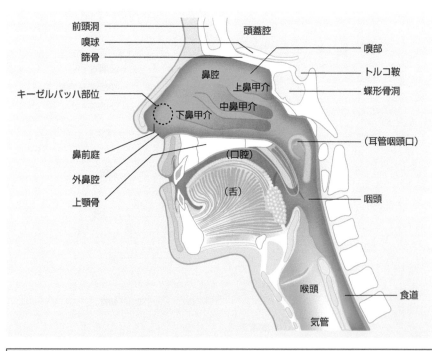

図7.2 鼻腔の正中矢状断面（鼻中隔は除去してある）

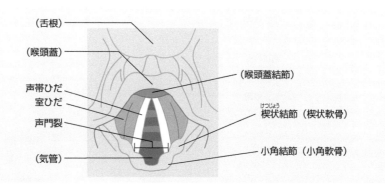

図7.3　声門を上方より見る

（舌根）
（喉頭蓋）
（喉頭蓋結節）
声帯ひだ
室ひだ
声門裂
楔状結節（楔状軟骨）
（気管）
小角結節（小角軟骨）

c. 咽頭

咽頭は，耳管によって中耳（鼓室）と交通する．嚥下によって，口蓋の筋が収縮すると，耳管が一時的に開放される．

d. 喉頭

喉頭蓋から輪状軟骨までの部分で気管の上に位置する．喉頭の形態は軟骨によって保持されており，甲状軟骨，輪状軟骨，喉頭蓋軟骨が存在する．喉頭の軟骨で最大のものは**甲状軟骨**であり，男性の甲状軟骨の中央部は，思春期に前方に突出し喉頭隆起を形成する．このために男性の声帯ひだは長くなり，声変わりが起こる．

喉頭には**声帯ひだ**（声帯ともいう）と室ひだがあり，発声は声帯ひだの振動により生ずる．一般に喉頭内の粘膜上皮は多列上皮であるが，声帯ひだの部位は重層扁平上皮であるため肉眼的には白く見える（図7.3）．

両側の声帯ひだの間を声門裂といい，声帯ひだと声門裂をあわせて**声門**という．声門の運動は喉頭筋群によって調節されており，反回神経によって支配されている．反回神経麻痺や喉頭の炎症，腫瘍で声帯ひだの運動が障害されると，声がかすれたり，しわがれたりする（嗄声）．

e. 気管および気管支

気管は輪状軟骨下縁から気管分岐部までの長さ10 cm，直径2 cmの管状構造物で，食道の前方に位置する（図7.4）．**気管軟骨**は気管の前面の3分の2を取り囲むが，後面は平滑筋と膠原線維からなる**膜性壁**を構成する．気管は第4〜5胸椎の高さで左右の**気管支**に分かれ，この部位を気管分岐部という（臨床的にしばしば気管カリーナという）．気管支の分岐には左右差が存在し，右気管支は長さ2.5 cmで，太くて傾斜が急であるのに対し，左気管支は長さ5 cmで細くて傾斜が緩やかである．これは，心臓が左寄りにあるためである．気管支は肺門に入ると樹枝状に分岐し，肺胞となる．気管および気管支の上皮は多列上皮で，線毛を有する．また杯細胞も存在する．

図 7.4　気管および気管支（前面）

甲状軟骨
輪状軟骨
気管
右主気管支
右上葉気管支
右中葉気管支
右下葉気管支
気管分岐部
肺門
壁側胸膜
左主気管支
臓側胸膜
左上葉気管支
左下葉気管支
胸膜腔
肺尖

B.　肺：6億個の肺胞からなり，ガス交換の場を提供する

a.　肺

　肺は，左右それぞれ胸膜（臓側胸膜）で覆われる．この胸膜は肺門で折れ返り，胸郭（きょうかく）の内面を覆う壁側胸膜になる（図7.4参照）．このような胸膜で囲まれた空洞を胸膜腔という（図7.5）．胸膜腔内は少量の胸膜液があり，呼吸運動に伴う胸膜

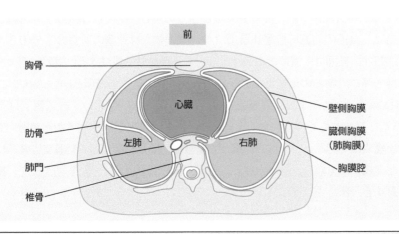

前
胸骨
肋骨
肺門
椎骨
心臓
左肺
右肺
壁側胸膜
臓側胸膜（肺胸膜）
胸膜腔

図 7.5　胸部の水平断面
白の部分が胸膜腔である．

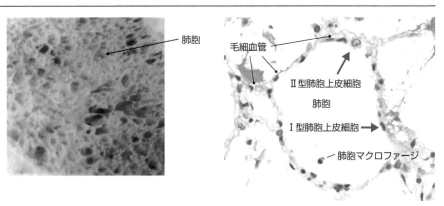

図 7.6（左）　肺の断面
多数の肺胞が見られる

図 7.7（右）　肺胞の顕微鏡写真（250 倍，HE 染色）

肺胞

毛細血管
Ⅱ型肺胞上皮細胞
肺胞
Ⅰ型肺胞上皮細胞
肺胞マクロファージ

の摩擦を減少させるのにはたらく．

　肺の上端を肺尖といい，鎖骨の上方 2 〜 3 cm まで達している．肺の外側の肋骨面は丸みを帯び，内側面と横隔膜に接する横隔面はへこんでいるため，肺は全体として半円錐形をしている．内側面には気管支，肺動静脈，リンパ管，神経が入っており，この部を肺門という．

　右肺は，**上葉**，**中葉**，**下葉**の 3 葉からなり，左肺は**上葉**，**下葉**の 2 葉からできており，それぞれの葉気管支を受けている．右肺の方が左肺よりも大きくて，その体積比は約 8：7 である．右肺の上葉・中葉と下葉の間および左肺の上葉と下葉の間の深い切れ込みを**斜裂**，右肺の上葉と中葉の間の切れ込みを**水平裂**という．

b．肺胞

　肺胞は両肺に 6 億個存在し，ガス交換にあずかっており，肺胞表面積を合計すると 60 〜 80 m^2 に達する（図 7.6）．肺胞壁を構成する細胞の大部分はⅠ型肺胞上皮細胞（扁平肺胞上皮細胞）で，厚さは 0.2 〜 0.5 μm と極めて薄いのが特徴である．ガス交換のために分化した細胞であるため，ミトコンドリア，リソソーム，小胞体などの細胞小器官に乏しく，分裂能をもたない．また，隣り合うⅠ型肺胞上皮細胞どうしは閉鎖帯で接着するため空気と血液が混ざり合わないようになっており，**血液空気関門**を形成する．肺胞の外側には基底膜，少量の結合組織および毛細血管が存在し，ガス交換はⅠ型肺胞上皮細胞と毛細血管の間で，酸素や二酸化炭素の拡散によって行われる．

　このほかにⅡ型肺胞上皮細胞（大肺胞上皮細胞）があり，立方形をしている．細胞質にリン脂質からなる層板小体をもつ．この層板小体は肺胞内に分泌され，**サーファクタント**（表面活性物質）としてはたらき，肺胞の表面張力を低下させ肺胞を広がりやすくする．

　また，肺胞内には血液中の単球に由来するとされる肺胞マクロファージ（塵埃細胞）が存在し，肺胞内の異物の除去にはたらいている（図 7.7）．

7.2 呼吸のしくみ

A. 呼吸とエネルギー

　私たちは日々食物を摂取し，それを体内で燃焼させて生活している．換言すれば，植物が光合成によって蓄えた化学エネルギーを，体内で酸素と結合させ二酸化炭素と水に分解し，その過程で生じるアデノシン三リン酸(ATP)を利用して生命活動を維持させているといえる．本節においては肺から体内の細胞に至るまでの酸素の輸送過程と，細胞から肺に至るまでの二酸化炭素の排泄(はいせつ)過程を学ぶ(図7.8)．

　大気中の酸素はまず，肺に取り込まれ血液中に移動する．これを**外呼吸**という．酸素化された血液は循環系のはたらきによって体内の各細胞に運搬され，細胞小器官であるミトコンドリアの中でグルコースや脂肪と結合し，その過程でアデノシン三リン酸が合成される．これを**内呼吸**という．

B. 呼吸のダイナミクス：肺にはなぜ空気が入ってくるのか

　肺においては酸素を多く含む空気を取り込み，逆に二酸化炭素を多く含む空気を吐き出している．空気を吸い込むことを **吸 息(きゅうそく)**，吐き出すことを**呼息(こそく)**といい，そのための胸郭，横隔膜の運動を呼吸運動という．図7.9で示すように，ガラス

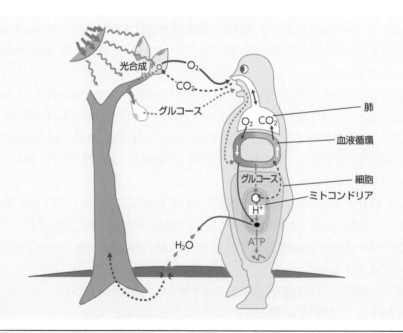

図7.8　生態系における酸素の循環
[E.R. Weibel, The Pathway for Oxygen, Harvard Univ. Press (1984)を参考に作成]

図 7.9　横隔膜の収縮による呼吸のしくみ

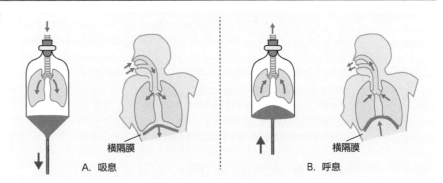

A.　吸息　　　横隔膜

B.　呼息　　　横隔膜

のような壁の固いビンの底にゴム膜を取り付けた容器の中に気道と肺が入っている．気道を通じて肺内と大気の圧力は釣り合っている．いま，ゴム膜（横隔膜）を下に引くと肺を囲むビンの空間（胸腔）の体積が増加し内圧が低下する．すると肺内圧が胸腔内圧より大きくなり肺は膨張しようとする．その結果，肺内圧は大気圧より低くなり，大気から肺に空気が流入する．これが吸息のしくみで，呼息の場合はちょうどこれと反対のことが起きる．

　胸郭や横隔膜の運動によって肺が膨らむためには，肺が比較的柔らかいゴムのような弾性体であることが必要で，肺が自らの弾性で縮もうとする力を肺の弾性圧という．また，胸腔は外界との間に空気の行き来のない閉鎖空間であることが大切で，肺や胸腔に何らかの原因で穴があいて胸腔の気密性が破れた場合は呼吸運動が障害される．これを気胸という．

C.　肺機能の測定

　肺に出入りする空気の量は，スパイロメータで測定することができる（図7.10）．これによって肺機能の異常を簡単に検査することができる．空気を入れた円筒と口を管でつないで呼吸させると，円筒は呼吸のたびに上下運動を繰り返し，これをドラム上の記録紙に描画させる．スパイロメータで測定できる呼吸気量を表7.1のように分類する．

図 7.10　スパイロメータによる呼吸気量の測定

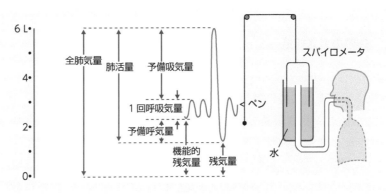

1 回呼吸気量	毎回の呼吸で肺を出入りする空気の容積（500 mL）	表 7.1　スパイロメータで測定できる呼吸気量
予備吸気量	安静時吸息の終了からさらに最大努力により追加吸入しうる空気の容積（2,000 ～ 2,500 mL）	
予備呼気量	安静時呼息の終了からさらに努力して呼出しうる最大量（1,000 mL）	
肺活量	1 回呼吸気量＋予備吸気量＋予備呼気量 男性（4,000 ～ 4,500 mL），女性（3,000 ～ 4,000 mL）	
努力肺活量と一秒率	最大吸息の状態から，努力してできるだけ素早く息を吐き出させ，1 秒間で肺活量の何％を呼出できるかを示す．71％以上が正常値である	

残気量	安静呼息から最大息を吐き出した際に肺の中に残っている空気の量（1,500 mL）	表 7.2　スパイロメータで測定できない呼吸気量
全肺気量	肺活量＋残気量（5,500 ～ 6,000 mL）	
機能的残気量	予備呼気量＋残気量（2,500 mL）	
換気率	1 回の呼吸で換気される肺胞内の空気の割合で，下式で表される 　換気率＝肺胞換気量（後述）／（機能的残気量＋肺胞換気量）（＝ 0.12）	

　スパイロメータで測定できない呼吸気量として表 7.2 のものがある．

　適度な機能的残気量は，呼吸によって急激に肺胞内ガス組成が変化するのを防ぐが，肺気腫のように機能的残気量が増加しすぎると，換気率が低下し低酸素症の原因となる．

D.　肺胞換気と死腔

　吸息によって呼吸器に入った空気のすべてが，血液との間のガス交換に関与できるわけではない．肺のガス交換は肺胞上皮のみにおいて行われ，気道の中の空気はそのまま吐き出される．このように，ガス交換に関与しない空気の占める空間を死腔といい，健常成人で死腔量は 150 mL 程度である．したがって，スパイロメータで測定される 1 回呼吸気量とは別に，実際肺と血液との間でガス交換に関与している呼吸気量を肺胞換気量といい，次式で表すことができる．

　　1 回肺胞換気量＝ 1 回呼吸気量 － 死腔量

　また，1 分間あたりの肺胞換気量（分時肺胞換気量）に換算すると，

　　分時肺胞換気量＝ 1 回肺胞換気量× 1 分間呼吸回数

で表される．

E.　体内のガス組成

a.　肺胞内ガス分圧

　大気中の酸素，二酸化炭素の含有量は 21％，0.04％であるから，大気圧 760 mmHg とすれば酸素分圧（P_{O_2}）は 158 mmHg，二酸化炭素分圧（P_{CO_2}）は 0.3 mmHg となる．吸気は気道内で 37℃に暖められ，水蒸気で飽和されて（47 mmHg）肺に至り，肺胞内の機能的残気量と混合して，その P_{O_2} を増加させ P_{CO_2} を減少させる．この肺胞内ガスに比べ右心室から肺に送り出される混合静

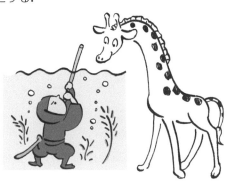

忍者とキリンと死腔量の話

昔の忍者の大切な道具のなかに葦でつくった筒がある．忍者が水中に身を隠すのに現在のシュノーケルのようにこの筒を使ったという．身が隠れるほど深い水中に長時間潜るには結構な太さと長さの筒が必要であろう．この筒の内腔の体積はそのまま死腔量となるため，忍者は水中でかなり深い呼吸をしなければいけなかったであろう．また，キリンは首が長く気道も長い．死腔量を少なくするためにキリンの気管は体の大きさに比較して細いことが知られている．一方，気管が細いと呼吸に対する気道抵抗は増加するので，強い呼吸筋を必要とする．

脈血の P_{O_2} は低く（40 mmHg），P_{CO_2} は高い（47 mmHg）．この肺胞－血液間のガス分圧差に基づく拡散によって，酸素は肺胞から血液中に移動し，逆に二酸化炭素は肺胞内に移動する．このガスの混合によってできた肺胞内ガスの一部は，呼息によって体外に排出される．その結果，肺胞気の P_{O_2} は 100 mmHg，P_{CO_2} は 40 mmHg とほぼ一定に保たれる．

b. 血液中ガス分圧

　肺胞の壁を介して血液と肺胞内ガスが接触する総面積は 60 ～ 80 m^2 に達し，テニスコートの半面に相当する．さらに肺胞壁の厚さは 0.2 ～ 0.5 μm と非常に薄く，ガスが効率よく拡散できる．この高い拡散能のために肺胞と動脈血中のガス組成はほぼ等しい．運動時には肺毛細血管血流量が増加して，安静時には閉鎖していた血管も開くので肺の酸素拡散能はさらに増加する．反対になんらかの原因で肺胞の炎症などが起きると肺胞壁が肥厚して酸素拡散能が低下する．これを肺胞毛細血管ブロックという．一方，二酸化炭素の肺における拡散能は酸素に比べ，約20倍高いため，肺胞壁が肥厚しても二酸化炭素排泄不全になることはない．

c. 組織ガス分圧

　右心房に体中のさまざまな体組織からもどってくる血液を**混合静脈血**という．肺と同様に各組織においてガスの拡散能が十分高いと仮定すれば，末梢組織の平

均的なガス分圧と考えることができる.

F. 血液による酸素運搬

a. 血液がヘモグロビンを含んでいることの利点

　肺胞から血漿中に溶けた酸素は赤血球の中に拡散し,**ヘモグロビン**と結合する. 酸素と結合したヘモグロビンを酸素化(オキシ)ヘモグロビンといい, 酸素と結合していないヘモグロビンを脱酸素化(デオキシ)ヘモグロビンという. 健常者では血液 100 mL に約 15 g のヘモグロビンが含まれており, 図 7.11 のように動脈血中ではそのほとんどが酸素と結合しており, 血液 100 mL あたり標準状態(0℃, 1気圧)で 20 mL の酸素が赤血球に化学的に溶解している.

　一方, ヘンリーの法則に従い, 血液 100 mL に物理的に溶解している酸素の量は 0.3 mL にすぎない. また, 酸素化ヘモグロビンは赤く, 脱酸素化ヘモグロビンは青い. そのため皮膚表面からでも静脈は青っぽく見える. 一般に血中のヘモグロビン量の 3 分の 1 が脱酸素化ヘモグロビンになると, 組織が肉眼的に暗青色に変色して見える. これを**チアノーゼ**という.

b. ヘモグロビンの酸素解離曲線は S 字形

　血液をさまざまな酸素分圧(P_{O_2})の空気と接触させ, 十分平衡に達した場合に, 血液中の全ヘモグロビンの何%が酸素と結合しているか(酸素飽和度)を調べると, 図 7.11 のような S 字形の曲線が得られる. これを**ヘモグロビンの酸素解離曲線**

ヘンリーの法則

図で示すように気体と液体が接触している場合, ガスはその分圧(P)に比例して溶媒中に溶け込み, ある程度溶け込むとそれ以上溶け込まなくなる. これを平衡状態もしくは飽和状態に達したという. 飽和した気体の溶液中の濃度(C)は P と比例し, $C = \alpha \cdot P$ で表すことができる. この比例定数 α を**溶解度**といい, 気体と溶媒の組み合わせによって異なる. また, 溶媒の温度が低いほど α 値は高い. 日常生活のなかで生温いビールをコップにつぐと二酸化炭素のあわがよく出るが, よく冷やしたビールの場合はあまりあわが出ないことでも理解できる. その際, コップにつぐ行為は, 理屈をいえば二酸化炭素分圧がほとんどゼロの大気と二酸化炭素を含んだ溶液を平衡させようとする行為で, 長時間たてばビールに溶けていた二酸化炭素はほとんど大気中に逃げてビールはまずくなる.

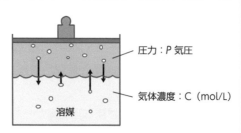

圧力：P 気圧

気体濃度：C (mol/L)

溶媒

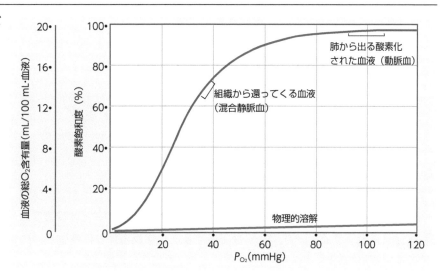

図 7.11 ヘモグロビンの酸素解離曲線

という．この図から，肺胞内の P_{O_2} は 100 mmHg であるので動脈血のヘモグロビンの酸素飽和度はほぼ 100% であることがわかる．

　一方，混合静脈血中の P_{O_2} は 40 mmHg で，ヘモグロビンの酸素飽和度は70%である．したがって，血液 100 mL 中にヘモグロビンが 15 g 含まれているとすると，動脈血 100 mL あたりの酸素含有量は 20 mL，混合静脈血中には14 mL となり，その差 6 mL が組織に移動した酸素量である．P_{O_2} が 40 mmHg以下では急激にヘモグロビンの酸素飽和度が減少する，いわゆる S 字カーブの意味するところは，もし組織の酸素消費量が亢進して組織の P_{O_2} が 40 mmHgに低下すると，血液から大量の酸素が供給され組織の酸素分圧低下防止にはたらくことである．

G.　血液による二酸化炭素の運搬

a.　なぜ血液中に大量の二酸化炭素が溶解できるのか

　血液は，物理的溶解量に比べて 10 倍以上の大量の二酸化炭素を溶かすことができる．その秘密は赤血球の中に含まれている炭酸脱水酵素とヘモグロビンのはたらきによる．図 7.12 で示すように組織から血液中に溶解する CO_2 は赤血球中に拡散し，炭酸脱水酵素のはたらきで H^+ と HCO_3^- に解離する．さらに，この H^+ はヘモグロビンと結合する．また，CO_2 の一部はヘモグロビンと結合してカルバミノヘモグロビンを形成する．すなわち，この酵素とヘモグロビンがあるおかげで，$CO_2 + H_2O \rightleftharpoons H_2CO^3 \rightleftharpoons H^+ + HCO_3^-$ の化学反応が右に移動する結果，一定の P_{CO_2} で血液には多くの二酸化炭素が溶解することができる．

b.　血中 P_{CO_2} 分圧と pH の関係

　血中 P_{CO_2} と pH は互いに無関係ではなく，以下のような化学平衡がなりたっ

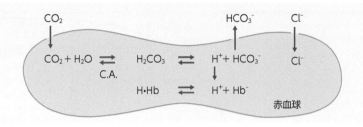

図 7.12　血液に CO_2 が溶けたときに赤血球で起きる変化
CO_2 分子が赤血球に入ると，炭酸脱水酵素（C.A.）のはたらきで H_2CO_3 となり，すぐ解離して H^+ と HCO_3^- になる．H^+ はヘモグロビン（Hb）と結合し，HCO_3^- は Cl^- と交換に血漿中に出る．

ている．

$$CO_2 + H_2O \rightleftharpoons H_2CO_3 \rightleftharpoons H^+ + HCO_3^-$$

すなわち，P_{CO_2} が上昇すると化学反応が右に移動し，血中 H^+ イオン濃度は上昇し，pH は低下する．一方，P_{CO_2} が下降すると化学反応が左に移動し，血中 H^+ イオン濃度は減少し，pH は上昇する．これを定量的に理解するために，上の式を変形すると，

$$pH = 6.1 + \log([HCO_3^-](mM) / 0.03 \times P_{CO_2} (mmHg))$$

となる．これを**ヘンダーソン・ハッセルバルヒの式**という．たとえば，P_{CO_2} = 40 mmHg，$[HCO_3^-]$ = 24 mM のとき，pH = 7.4 となる．

H.　呼吸調節：呼吸中枢

a.　自律的調節系

吸息，呼息というリズミカルな呼吸運動は，延髄を中心とする**呼吸中枢**によってコントロールされている（図7.13）．呼吸中枢には呼息時，吸息時に興奮するそれぞれ呼息ニューロン，吸息ニューロン群が存在している．この延髄のニューロン群の活動は，その上部の橋に存在する呼吸調節中枢の修飾を受ける．橋の障害は，呼吸回数の減少，1 回呼吸気量の増大を引き起こすことから，呼吸調節中枢は吸息と呼息の切り替えを調節していると考えられている．また，自律的な呼吸運動は次に述べる末梢の伸展受容器，化学受容器からの求心入力の修飾を受ける．

b.　随意的調節系

大脳皮質も，延髄の呼吸中枢に存在する呼吸筋運動ニューロンにインパルスを送っている．私たちの日常よく行う**深呼吸**や，話したり笑ったりするときに呼吸が変化するのもこの調節系による．

(1)肺の伸展受容器反射　延髄の呼吸中枢は気道および肺の伸展受容器からの迷走神経の入力を受けている．肺が伸展すると求心性迷走神経が興奮し，これは吸息性神経の活動を抑制する．これを**ヘーリング・ブロイエル反射**という．

(2)化学受容器反射　動脈血中の P_{O_2}，P_{CO_2}，pH の変化は頸動脈小体，大動脈小体によって感知され，求心性神経によって呼吸中枢に入力されている．また，呼吸中枢の近くの延髄腹側表面に存在する延髄化学受容器では，脳脊髄液や脳組

　　　　　　　　　　　　　　　　　　　　　　7.　呼吸器系

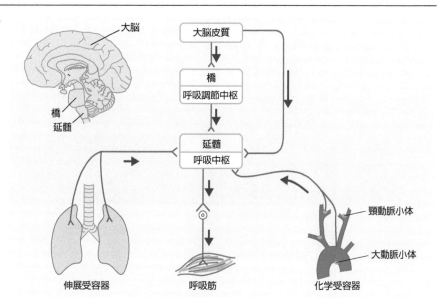

図 7.13　呼吸中枢の
神経経路

大脳

大脳皮質

橋

延髄

橋
呼吸調節中枢

延髄
呼吸中枢

頸動脈小体

大動脈小体

伸展受容器　　　　　　呼吸筋　　　　　　化学受容器

織中の pH を感知し，その変化を呼吸中枢に入力している．P_{O_2} の低下，P_{CO_2} の上昇，pH の低下は肺胞換気量を増大させ，その結果これらの値は一定に保たれている．

　肺胞中の P_{O_2}，P_{CO_2} は健常者ではほぼ動脈血中のそれぞれの値を反映していると考えてよい．P_{CO_2} は通常 40 mmHg だが，それがわずかでも上昇するとそれに比例して呼吸気量が増加する．それに対し P_{O_2} は通常 100 mmHg だが，それが 60 mmHg 以下に低下して初めて呼吸気量が上昇する．すなわち，呼吸調節は P_{CO_2} の変化に非常に鋭敏であるが，P_{O_2} の変化に対しては，ある程度分圧が低下するまではほとんど変化しない．

【問題】　呼吸についての記述である．正しいのはどれか．
(1) 呼吸運動を調節する中枢は，小脳にある．
(2) 血液の pH 低下は，呼吸運動を抑制する．
(3) 安静呼吸時の胸腔内圧は，陰圧である．
(4) 正常の呼吸では，吸息期が長く，呼息期が短い．
(5) 安静時の吸息運動は，横隔膜と外肋間筋の弛緩による．

[平成 28 年度栄養士実力認定試験問題 13]

8. 消化器系

8.1 消化器系の構造

　消化器系は，口から肛門までつながった中空の管(中空性臓器)である**消化管**と，消化管に消化液を分泌する**実質性臓器**(唾液腺，膵臓，肝臓)より構成されている(図8.1A)．

　消化管は口側から順に，**口腔**，**咽頭**，**食道**，**胃**，**小腸**(十二指腸，空腸，回腸)，**大腸**(盲腸，結腸，直腸)，**肛門**に分けられている．部位によって多少異なるものの，その一般的構造は粘膜でできた内層，平滑筋(内輪層，外縦層)でできた中層，漿膜

図8.1　消化器系
A：消化器系の全景，
B：消化管の一般的構造(断面)

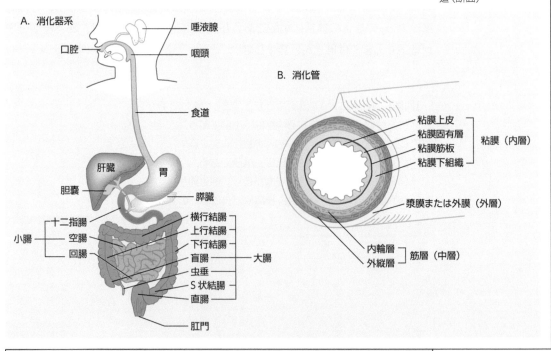

A. 消化系

- 唾液腺
- 咽頭
- 口腔
- 食道
- 肝臓
- 胆嚢
- 胃
- 膵臓
- 十二指腸
- 空腸
- 回腸
- 小腸
- 横行結腸
- 上行結腸
- 下行結腸
- 盲腸
- 虫垂
- S状結腸
- 直腸
- 大腸
- 肛門

B. 消化管

- 粘膜上皮
- 粘膜固有層
- 粘膜筋板
- 粘膜下組織
- 粘膜(内層)
- 漿膜または外膜(外層)
- 内輪層
- 外縦層
- 筋層(中層)

（腹膜）または外膜でできた外層の3層に大別される（図8.1B）.

A.　口腔：歯と舌と唾液腺がある

　口腔は食物の咀嚼(そしゃく)を担当する消化管の始まりである.　上下の口唇が前面の壁,両頬の内側が側面の壁となっており,上部は口蓋(こうがい)(前方は骨性の硬口蓋,後方は筋性の軟口蓋),下部は舌が占め,後方は咽頭に続いている.　口腔の奥を輪状に取り囲むように,扁桃(へんとう)(口蓋扁桃,舌扁桃,咽頭扁桃)といわれるリンパ組織が存在する.

a.　歯

　歯には乳歯(脱落歯)と永久歯の2種類がある（表8.1）.　乳歯は生後約6か月で歯肉を破って萌出し始め,2歳ころにすべて生えそろう.　6歳ころより乳歯は順次永久歯に生え変わっていき,さらに上下顎に大臼歯(きゅうし)が新たに生えてくるが,4本の第三大臼歯(ちし)(智歯(おやしらず),親不知)は完全に生えそろわないことが多い.

　歯は顎骨(がくこつ)の突起に並ぶ歯槽(しそう)に歯根部で埋め込まれ,歯根膜によって弾性的に歯槽壁と結合されている（図8.2）.　歯冠部を覆うエナメル質は人体中最も硬い組織で,リン酸カルシウムを主体(約95%)とした無機質でできている.　歯根部を覆うセメント質も同じくリン酸カルシウムを主成分とする.　歯の主要部分を占めるのは象牙質(ぞうげ)で,象牙線維(しせん)(歯髄側に存在する象牙細胞の突起)を内部に収めた象牙細管が

表8.1　歯の種類と数

乳歯 20本	切歯	犬歯	乳臼歯	
	8本 (左右2対×上下)	4本 (左右1対×上下)	8本 (左右2対×上下)	
永久歯 32本	切歯	犬歯	小臼歯	大臼歯
	8本 (左右2対×上下)	4本 (左右1対×上下)	8本 (左右2対×上下)	12本 (左右3対×上下)

図8.2（左）　歯の構造 （断面）

図8.3（右）　舌の表面 構造

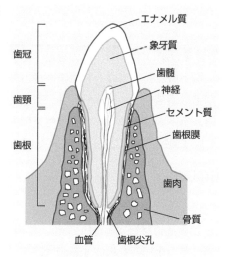

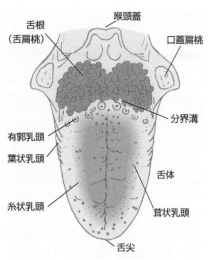

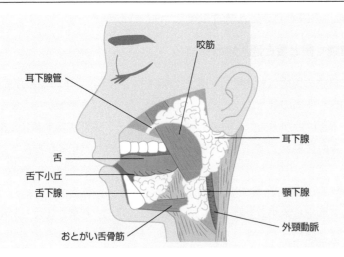

図 8.4　唾液腺の位置

咬筋

耳下腺管

耳下腺

舌

舌下小丘

舌下腺

顎下腺

おとがい舌骨筋

外頸動脈

放射線状に並んでいる．象牙質の内層には歯冠部の途中まで歯髄があり，歯根部の小さな孔から進入した神経と血管が分布している．

b. 舌

　舌は発声器官であり，味覚の感覚器官であるが，同時に咀嚼・嚥下を担当する消化器でもある．舌背に存在する V 字状の**分界溝**から前方を**舌体**，後方を**舌根**，舌体の先端を**舌尖**という（図 8.3）．

　舌をおもに構成しているのは，よく発達した筋組織である．その表面は粘膜で覆われており，**舌乳頭**（糸状乳頭，茸状乳頭，葉状乳頭，有郭乳頭）という無数の突起が見られる．糸状乳頭以外の乳頭は**味蕾**（味覚受容器）をもつ（「13. 感覚器」参照）．味蕾は数十個の**味細胞**と支持細胞からなり，味細胞につながる味覚神経が味刺激を中枢に伝導する．

c. 唾液腺

　口腔粘膜には，3 対の**大唾液腺**（耳下腺，顎下腺，舌下腺，図 8.4）と無数の小唾液腺が導管をもって開口している．

　最大の唾液腺である耳下腺は漿液性の唾液を分泌し（漿液腺），その導管は上顎第 2 臼歯に向かいあう頬粘膜に開口する．顎下腺と舌下腺はともに漿液性と粘液性の唾液を分泌する**混合腺**（図 8.4）で，前者は漿液性，後者は粘液性の唾液を優勢に分泌する．顎下腺は舌下小丘に 1 対，舌下腺は舌下小丘とその付近に多数の導管開口部をもつ．米粒大の小唾液腺は，口腔粘膜下に広く分布している．

B.　咽頭：消化器系と呼吸器系の両方の通路

　咽頭は鼻腔，口腔，喉頭の後方に位置する消化管と気道が交叉する部分で，上方は頭蓋底に達し，下方は第 6 頸椎の高さで食道に移行する（約 12 cm）．鼻部，口部，喉頭部の 3 部に分けられるが，このうち消化器系を構成するのは口部と

喉頭部で，その内面は重層扁平上皮で覆われている．

C. 食道：咽頭と胃を連結する管

食道は咽頭から始まる約 25 cm の管（食物塊の通路）で，気管の後方，脊柱の前方を下行し，横隔膜を貫通して胃に達する．食道の起始部，気管分岐部，横隔膜貫通部の 3 か所には生理的狭窄部がある．

食道壁は内腔側から順に粘膜，筋層，外膜で構成される．粘膜は重層扁平上皮からなり，粘膜下組織に存在する食道腺の導管が粘膜表面に開口し，粘液を分泌している．筋層は内輪層，外縦層の 2 層からなり，食道上部はおもに横紋筋で構成されているが，下行するに従って平滑筋に移行する．

D. 胃：腺と筋層の壁でできる

胃は食道に続く袋状の臓器で，その連結部を噴門，噴門から左に盛り上がった部分を胃底，中央部を胃体，小腸（十二指腸）に続く部分を幽門という（図 8.5）．

胃壁の構造は内腔側から粘膜・筋層・漿膜に分けられる．粘膜には多数のひだが縦走し，その表面を単層円柱上皮が覆っている．この粘膜表面には胃小窩という多数の小孔があって，胃腺（胃底腺［固有胃腺］・幽門腺・噴門腺）の開口部となっている．胃底腺（図 8.5B）には 3 種類の腺細胞があり，底部に多く分布する主細胞はペプシノーゲン，中央部に散在する壁細胞は胃酸，上部に多い副細胞は粘液を分泌する．胃の噴門部，幽門部にはそれぞれ噴門腺，幽門腺があって，いずれも粘液を分泌している．

胃壁の筋層は 3 層の平滑筋層（内斜層，中輪層，外縦層）で構成されるが，特に中輪層は幽門でよく発達して幽門括約筋を形成する（図 8.5A）．

図 8.5　胃

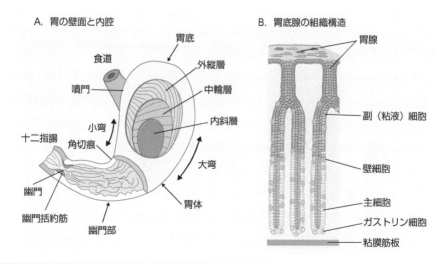

A. 胃の壁面と内腔

胃底
外縦層
食道
中輪層
噴門
内斜層
小弯
十二指腸
角切痕
大弯
幽門
胃体
幽門括約筋
幽門部

B. 胃底腺の組織構造

胃腺
副（粘液）細胞
壁細胞
主細胞
ガストリン細胞
粘膜筋板

E. 小腸：十二指腸，空腸，回腸に分けられ，絨毛が発達

　小腸は腹腔内を蛇行する長さ6～7mの管状臓器で，十二指腸，空腸，回腸に大別される．十二指腸は胃の幽門部から続く約25cmのC字状をなす部分で，その下行部には総胆管と膵管の開口部にあたる**大十二指腸乳頭**（ファーター乳頭）がある．十二指腸に続く小腸の口側5分の2を空腸，肛門側5分の3を回腸というが，両者の間に明確な境界は認められない．

　小腸壁は粘膜，筋層，漿膜で構成されている．粘膜は**輪状ひだ**を形成し，その表面に多数の絨毛を突出させて栄養素の吸収面積を広げている（図8.6）．絨毛の表面を覆っているのは単層円柱上皮細胞であるが，この細胞の表面には**微絨毛**が規則正しく配列されて**刷子縁**（線条縁）が形成されており，さらに吸収面積を広げるのに役立っている．また，小腸全体にわたって無数の**杯細胞**が存在し，活発に粘液を分泌している．

　絨毛間には多数の**腸腺**（リーベルキューン陰窩）が開口し，腸液を分泌している．小腸の腸腺の特徴は，**パネート細胞**という特殊な顆粒細胞が腺底部に見られることである．さらに，十二指腸の粘膜下組織には**十二指腸腺**（ブルンネル腺）という粘

図 8.6　小腸の絨毛の構造

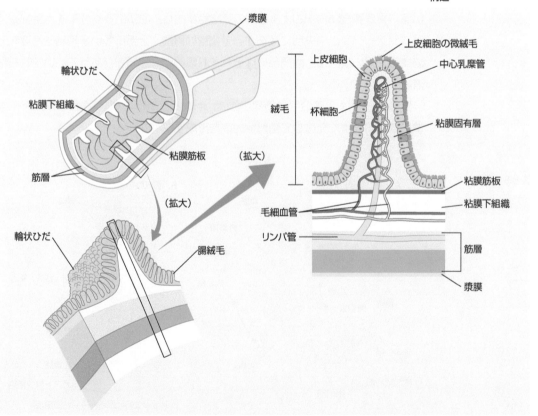

液腺が分布する．また，小腸粘膜固有層には多数のリンパ小節があり，特に回腸ではこれらが集合して集合リンパ小節（パイエル板）を形成している．

　小腸壁の筋層は内輪層，外縦層の2種類の平滑筋層からなり，その間には**アウエルバッハ神経叢**という自律神経叢があって，粘膜下組織にある**マイスナー神経叢**とともに，消化管運動や腺の分泌を調節している．

F.　大腸：径が太く盲腸，結腸，直腸に区別される

　全長約1.5 mの**大腸**は，**盲腸**，**結腸**，**直腸**に大別される．盲腸は回盲口から下方に伸びる短い部分で，左下部に長さ約6.5 cmの**虫垂**を突出させている．虫垂壁には多数のリンパ小節が見られるが，内腔はほとんど閉鎖されており，直接消化吸収にあずかることはない．盲腸と回腸の間には**回盲弁**があって，食物塊が小腸に逆流するのを防いでいる．大腸の大部分を占めるのが結腸で，**上行結腸**，**横行結腸**，**下行結腸**，**S状結腸**に分けられる．直腸はS状結腸に続く約20 cmの部分で，仙骨，尾骨の前面を下行し**肛門**に至る．

　大腸壁は小腸と同じく粘膜，筋層，漿膜から構成されているが，粘膜に絨毛は認められない．その表面はおもに単層円柱上皮で覆われており，直腸下端から重層扁平上皮に移行していく．また，杯細胞に富んだ無数の腸腺が開口し，粘液を分泌している．筋層は内輪層，外縦層の2層からなり，内輪層は特に肛門で分厚くなって**内肛門括約筋**を形成する．外縦層は盲腸と結腸でよく発達し，外縦層が厚くなってつくる3本の束が集まって**結腸ひも**を形成している．

G.　肝臓：放射状に配列する肝細胞が肝小葉をつくる

　肝臓は横隔膜直下，腹腔右上方に位置する最大の臓器である（重さ1,000～1,400 g）．肝鎌状間膜によって右葉と左葉に分けられ，その間に小さな方形葉と尾状葉がある（図8.7）．大部分が腹膜に覆われており，下面中央にある**肝門**から**固有肝動脈**，**門脈**，**肝管**，**神経**，**リンパ管**が出入している．

　肝臓表面の結合組織皮膜は肝門から内部に進入し，網状となって肝臓を無数の**肝小葉**に分ける（図8.8）．肝小葉は米粒よりやや小さい**六角柱形**をしており，肝臓の最小単位となるものである．その中心には**中心静脈**が縦に流れ，その周囲に**肝細胞**が放射状に配列して肝細胞索を形成する．肝細胞の間からは毛細胆管が始まり，肝細胞から分泌される**胆汁**を集める．毛細胆管は肝細胞索内を周辺部に向かって走り，小葉間胆管に流れ込む．小葉間胆管は合流を繰り返し，左右の2本の肝管となって肝門より出る．

　固有肝動脈と門脈は肝臓に進入したのち，枝分かれしながらそれぞれ小葉間動脈，小葉間静脈となって小葉間結合組織を進む．やがて両者とも肝小葉内に進入して**類洞**（肝洞様毛細血管）を形成したのち**中心静脈**に流れ込むが，この間に血液と

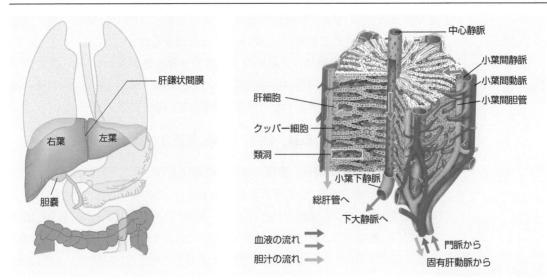

図 8.7（左） 肝臓と他の臓器との関係

図 8.8（右） 肝小葉の構造と血液，胆汁の流れ
［佐藤達夫監修，新版からだの地図帳，p.80，講談社（2003）より作成］

肝細胞との間で物質交換がなされる（特に類洞と肝細胞索の間をディッセ腔という）．類洞の壁には**クッパー細胞**が存在し，その**食作用**により異物を除去している．中心静脈は合流を繰り返し，2, 3 本の肝静脈となって肝臓の後面から出ていったのち，直ちに下大静脈につながる．

H. 胆嚢：胆汁を蓄える袋
たんのう

胆嚢は肝臓下面に密着する母指大のなす状の嚢である（図 8.7 参照）．**肝臓でつくられた胆汁は肝管，胆嚢管を経て胆嚢に運ばれ，濃縮，貯蔵される．食物を消化する際には，貯蔵されていた胆汁が胆嚢管，総胆管を経て大十二指腸乳頭から十二指腸管腔内に放出される**（図 8.9）．この開口部には**オッディ括約筋**があって，その開口を調節している．以上のような胆汁の通り道を総称して胆道といい，胆

図 8.9 十二指腸と膵臓，胆嚢の関係

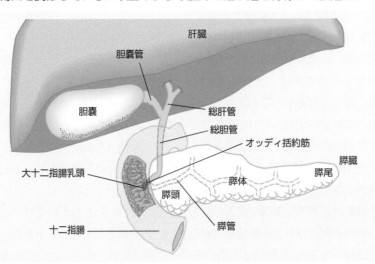

嚢と胆道にはしばしば胆汁成分が固まって胆石ができることがある.

I. 膵臓：十二指腸へ膵液を分泌する外分泌腺

膵臓は胃の後方を右から左に走る重さ約70gの大型の消化腺(外分泌腺)である(図8.9). 十二指腸に近い方から**膵頭，膵体，膵尾**の3部に分けられるが，明確な境界はない.

膵臓の**外分泌部**は耳下腺とよく似た漿液腺で，各種**消化酵素**を分泌している. 膵臓内部の多数の導管は，しだいに集合して**膵管**となる. 膵臓を出た膵管は，総胆管と合流したのち大十二指腸乳頭に開口する. ときに副膵管がある場合があり，おもに膵頭からの分泌液を集めて大十二指腸乳頭のやや上方に開口する.

膵臓の大部分を占める外分泌腺の間には，**ランゲルハンス島**(直径100〜200μm)という**内分泌腺**が散在する. 内分泌腺は比較的尾部に多くみられる.

8.2 | 消化吸収のしくみ

摂取した食物中の栄養素を，吸収できる形に分解することを**消化**といい，**機械的消化**と**化学的消化**に分けられる. 機械的消化は，口での咀嚼や消化管の運動により食物と消化液を混合し撹拌し，化学的消化を受けやすくしたり，後方へ送る活動である. 化学的消化とは，消化液に含まれる消化酵素のはたらきによりエネルギー産生栄養素(三大栄養素：糖質，脂質，タンパク質)を加水分解する作用である.

A. 口腔は消化の始まり

口腔は消化器系の入り口である. 食物はここで小さく砕かれ，飲み込まれる.

a. 咀嚼と嚥下

口腔では食物が**咀嚼**によってかみ砕かれ，**唾液**と混ぜられる. 咀嚼された食物を飲み込んで胃に送る活動を**嚥下**という. 嚥下は口腔内にある食物を随意運動により咽頭へ押し込む**口腔期**，食道へ送り込む**咽頭期**，食道の蠕動により胃に送り込む**食道期**の3期*に区別される. 咽頭期，食道期は反射的に行われ，延髄の嚥下中枢により統御される**不随意的**な運動である.

b. 唾液

唾液は1日に1〜1.5L分泌される. 耳下腺からの唾液は**プチアリン**(唾液アミラーゼ)を多く含み，顎下腺，舌下腺からの唾液は**ムチン**(粘素)を多く含む. 唾液アミラーゼはデンプンをデキストリンに分解し，ムチンにはオブラートのような作用があり，食物を飲み込みやすくする. 唾液の分泌量は交感神経，副交感神経の二重支配を受ける.

*臨床栄養学では摂食・嚥下プロセスを先行期，口腔準備期，口腔送り込み期，咽頭期，食道期の5期に分けている.

B. 胃は小腸への待合室

　胃は食物を一時的に蓄え，少量ずつ小腸へ送る「待合室」の役目を果たしている．食物が胃内にとどまる時間は3〜6時間で，この間に胃液中の**ペプシン**によりタンパク質が消化される．

a. 胃の運動

(1)蠕動　胃の正常な運動は筋の収縮による**蠕動運動**である．蠕動は胃体中央部で発生し幽門に向かって移動する．この運動により食物は幽門部へ押されながら胃液と混和される．

　内容物がある程度消化され，半流動状になると胃内圧が高まり，幽門が開いて十二指腸へ内容物は排出される．胃から排出されるまでの時間は食事の成分によって異なり，糖質は比較的早く，タンパク質や脂質では遅い．また，流動食では早く，固形食では遅い．

(2)胃からの排出の調節　胃から内容物が送られ十二指腸壁が伸展されると胃の運動は低下する．この反射には迷走神経が関係し，**腸−胃反射**といわれる．

　また，胃からの内容物が十二指腸粘膜にふれると**消化管ホルモン**である**エンテロガストロン**が分泌され，血流を介して胃に作用し胃の運動を低下させる．これらのフィードバック調節は，胃から一度に大量の内容物が小腸に流れ込むことを防ぎ，小腸での効率的な消化吸収を助けている．

b. 胃での消化

(1)胃液　胃液は1日に1〜2L分泌され，胃底腺でつくられる**塩酸**のため強い**酸性**(pH 2)を示す．

　胃底腺の主細胞から分泌されるペプシノーゲンは，胃液中の塩酸により活性化され，強力なタンパク質分解酵素である**ペプシン**となる．ペプシンはタンパク質のペプチド結合を加水分解し，ペプトンやプロテオースにまで分解する．壁細胞から分泌される塩酸は，ペプシンの活性を高めるとともに外界から侵入する細菌を死滅させる．また，壁細胞からは**ビタミン B$_{12}$** の小腸での吸収に不可欠な内因子が分泌される．副細胞と幽門腺から分泌される粘液は，胃の粘膜表面を覆って胃壁をペプシンの消化作用から守っている．ストレスなどにより粘液の分泌が低下するとペプシンにより胃壁が消化され，胃潰瘍の原因となる．

　乳児の胃液中には凝乳酵素である**レンニン**が存在する．レンニンは乳汁中のカゼインに作用し，凝固性のパラカゼインに変える．この結果，乳汁は胃内に長時間とどまるようになり，ペプシンの消化も受けやすくなる．

(2)胃液分泌の調節　胃液分泌の調節は，神経やホルモンを介して行われる(図8.10)．

①**神経による調節**：食物が口腔内に入ると反射的に胃液の分泌が起こる．また，

図 8.10　胃液分泌に対する神経とホルモンによる調節

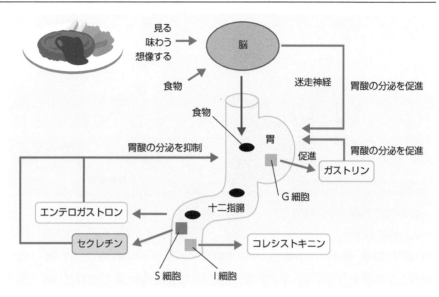

食物を見たり，味わったり，想像したりすることによっても胃液は分泌される．これらの刺激は延髄の**迷走神経核**を興奮させ，迷走神経を介してペプシンに富む胃液を分泌させる（脳相）．

②**ホルモンによる調節**：食物が胃の幽門部粘膜にふれると幽門腺から**ガストリン**が分泌され，血行を介して胃に作用し，塩酸に富む胃液が大量に分泌される（胃相）．一方，十二指腸粘膜に食物の分解産物がふれると，**エンテロガストロン**が分泌され，胃の運動と胃液分泌を抑制する（腸相）．

C.　小腸は消化吸収の主役

胃から排出された半流動状の内容物は，十二指腸で膵液，胆汁と混和され，ゆっくりと小腸を移動する．**糖質**，**脂質**，**タンパク質**の消化，吸収の大部分は小腸前半（空腸）で行われる．吸収された水溶性の栄養素は**門脈**に集められ**肝臓**へ運ばれる．また，脂溶性の栄養素は**リンパ系**を経て血液循環へ流れ込む．

a.　小腸の運動

小腸の運動は平滑筋層の収縮の組み合わせにより 3 種に区別される．

(1)分節運動　　内輪層（輪走筋）の収縮により小腸にいくつかのくびれが生じ，次にこのくびれの間が収縮する運動．この運動は内容物の混和に関与する（図8.11）．

(2)振り子運動　　主として外縦層（縦走筋）の収縮により腸管が伸びたり縮んだりする運動．生理的意義は少ないとされる．

(3)蠕動運動　　内容物の口側で内輪層が強く収縮してくびれをつくり，このくびれが肛門側に伝わってゆく運動．外縦層と内輪層の両方が関与し，内容物の移動に関係する（図8.11）．これらの運動により内容物は消化液と混和されながら 3

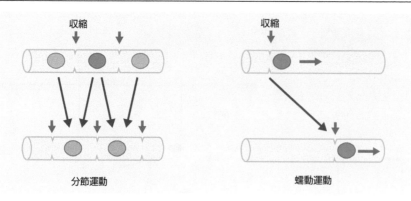

図 8.11 小腸の分節運動と蠕動運動

収縮

収縮

分節運動

蠕動運動

〜6時間で回腸末端に達する.

b. 小腸での消化

(1)腸液, 膵液, 胆汁　小腸では十二指腸腺と腸腺から腸液が分泌される. また, 膵液と胆汁が十二指腸に分泌され胃から送られた内容物と混ぜ合わされる. 腸液には消化酵素はほとんど含まれず, その大部分はアルカリ性の粘液である. 膵液には各種の消化酵素が含まれ, 小腸での化学的消化の主体をなすとともに, 含まれる炭酸水素ナトリウム($NaHCO_3$)により胃酸を中和して消化酵素のはたらきを助ける. 胆汁は肝臓でつくられ脂肪の消化, 吸収を助ける.

　糖質, タンパク質はこれらの消化液の作用を受け分解される. しかし, これらの栄養素が吸収されるための最終段階の消化は, 主として小腸粘膜表面に存在する膜酵素によって行われ(膜消化), 消化と同時に吸収される.

(2)膵液, 胆汁分泌の調節　十二指腸粘膜に酸性の内容物がふれると十二指腸 S 細胞より**セクレチン**というホルモンが分泌され, 血流を介して膵臓に作用し炭酸水素ナトリウムを多く含む膵液が分泌される. また, 脂肪が粘膜にふれると十二指腸 I 細胞より**コレシストキニン**が分泌され, 消化酵素を含む膵液を分泌させる. コレシストキニンは胆嚢を収縮させ, 胆嚢から胆汁を排出させる.

(3)糖質の消化　摂取された糖質は単糖にまで分解され吸収される(図8.12). デンプンは唾液および膵液アミラーゼによってマルトース(麦芽糖)に分解され,

図 8.12　糖質の消化経路と酵素

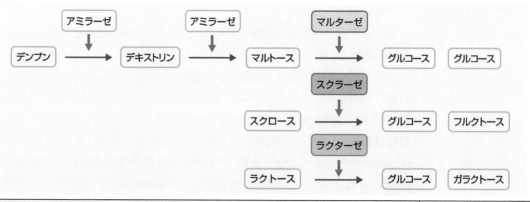

図 8.13　タンパク質
の消化経路と酵素

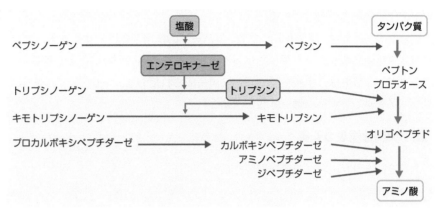

さらに粘膜表面の酵素マルターゼによってグルコース 2 分子に,スクロース(ショ糖)はスクラーゼによってグルコースとフルクトース(果糖)に,ラクトース(乳糖)はラクターゼによりグルコースとガラクトースに分解され吸収される.小腸での吸収は単糖のみが可能で,二糖類以上の糖は吸収されない.

　食物繊維などの消化されにくい炭水化物は,小腸を素通りして大腸まで到達し,腸内細菌により分解され,大腸の正常な機能の維持に役立つ.

(4)タンパク質の消化　　タンパク質は構成単位である**アミノ酸**にまで分解されて吸収されるが(図 8.13),**ジペプチド**,**トリペプチド**での吸収も行われる.また,乳幼児では消化管壁の透過性が高く,ポリペプチドやタンパク質などの大きな分子も吸収される.

　膵液にはトリプシン,キモトリプシン,カルボキシペプチダーゼなどのタンパク質分解酵素が含まれる.これらの酵素はいずれも不活性型として分泌され,トリプシンは十二指腸粘膜から分泌されるエンテロキナーゼによって,キモトリプシン,カルボキシペプチダーゼはトリプシンによってそれぞれ活性化される.これらの酵素の作用によって,タンパク質はポリペプチドを経てオリゴペプチドにまで分解される.小さくなったペプチドは,さらに粘膜上のアミノペプチダーゼ,ジペプチダーゼによりアミノ酸に分解され吸収される.

　これらの強力なタンパク質分解酵素は,不活性型で分泌されることにより,酵素を分泌した消化器自身が消化されてしまうことが防がれている.

(5)脂肪の消化　　脂肪は**膵リパーゼ**によって脂肪酸,モノグリセリド,グリセリンなどに分解される(図 8.14).摂取した脂肪の大部分は,モノグリセリドと 2

図 8.14　脂肪の消化
経路と酵素

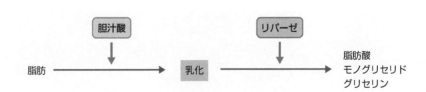

分子の脂肪酸として吸収される.

　胆汁中の胆汁酸は,脂肪を乳化させ,リパーゼの作用を受けやすくする.また,分解された脂肪酸や,モノグリセリドと**ミセル**を形成し吸収を助ける.吸収されたモノグリセリドは,小腸粘膜で脂肪に再合成されたのち,**キロミクロン**となり**リンパ系**を経て静脈→心臓→肝臓へと運ばれる.

D.　大腸は便をつくる

　大腸では水分が吸収され便が形成される.

a.　大腸の運動

　大腸の運動は基本的には小腸と同じ分節運動や蠕動運動であるが,特に結腸の前半部では収縮が肛門側から口側へ伝えられる逆蠕動が見られる.このため内容物は大腸内を行ったり来たりしながら10〜20時間かけてゆっくりと移動し,この間に水分が吸収され固形化される.

　胃に食物が入ると,回腸の蠕動が活発になり,内容物は盲腸へ流入する(胃−回腸反射).また,横行結腸からS状結腸にかけて強い蠕動が起こり,S状結腸の内容物は直腸に押し込まれる(胃−結腸反射).このため食事後便意を感じる.

b.　大腸での消化

　大腸では消化酵素による消化はほとんど行われず,おもに水分と電解質が吸収される.また,大腸内には多数の**腸内細菌**が存在し,流入した内容物を分解している.これらの細菌はビタミンB群,ビタミンKなどの有用な成分も生成するが,タンパク質の分解により種々の腐敗産物(インドール,スカトール)も発生させる.

c.　排便反射

　排便は,内肛門括約筋(平滑筋)と,外肛門括約筋(横紋筋)により調節される(図8.15).直腸に内容物が流入すると直腸壁が伸展される.この刺激は仙髄の排便中枢に伝えられ,反射的に直腸の収縮と内肛門括約筋の弛緩を起こし,同時に大脳皮質へ伝えられ便意を催す.大脳から排便の命令が伝えられると,外肛門括約筋が弛緩し,便は肛門外へ排泄される.

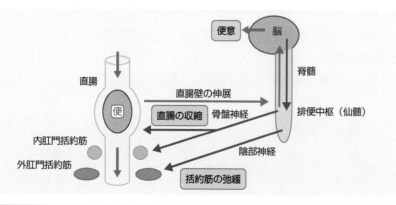

図8.15　排便のメカニズム

d. 便秘

　便秘とは3日以上排便がなく，不快を感じる状態をさす．食物繊維などの摂取が不足すると大腸の内容物量が少なくなり，このため直腸壁が十分に伸展されず便意を感じにくくなる．また，習慣的に便意を我慢していると，直腸壁の感受性が低下し，よりいっそう便意を感じなくなる．

　便秘では内容物が腸内細菌による分解を長時間受けるために，有害な腐敗産物の発生量が増し，このため頭痛や腹痛などが起きる．また，水分の吸収が進むため便は硬く小さくなり，ますます排便が困難となる．

E.　肝臓の多様なはたらき

　小腸で吸収された栄養素は門脈やリンパ管を経て肝臓へ運ばれる．肝臓は人体最大の臓器であり，腺でもある．栄養素の代謝，貯蔵，解毒，胆汁の生成などに関係する．

a.　栄養素の代謝

(1)糖質代謝　　グリコーゲンの合成，分解や糖新生を行い血糖の調節に関係する．

(2)タンパク質代謝　　血漿タンパク質の合成，分解，可決アミノ酸の生成を行う．また脱アミノ反応の結果生じたアンモニアから尿素を合成する．

(3)脂質代謝　　脂肪酸の合成や分解，ケトン体の生成，コレステロールの合成を行う．

b.　解毒

　有害物をグルクロン酸，硫酸などと抱合させ，水溶性を高め腎臓から排泄する．アルコールの分解も肝臓で行われる．

c.　胆汁の生成

　コレステロールを材料として胆汁酸がつくられる．またヘモグロビンの分解産物であるビリルビン（間接型）を水溶性の直接型ビリルビンに変える．これらを含む胆汁は胆嚢に貯蔵，濃縮されて十二指腸に分泌される．

　[問題]　消化器の機能と構造についての記述である．正しいのはどれか．
　(1) 栄養素の消化の大部分は，胃で行われる．
　(2) 胃酸は，胃腺の主細胞から分泌される．
　(3) 脂質は，小腸粘膜微絨毛で膜消化を受ける．
　(4) 膵液は，十二指腸に分泌される．
　(5) 大腸粘膜には，絨毛組織が発達している．

[平成28年度栄養士実力認定試験問題10]

9. 泌尿器系と腎機能

9.1 泌尿器系の構造

　泌尿器系は尿を生成し，排泄するための器官であり，腎臓，尿管，膀胱，尿道が含まれる（図9.1）．

A.　腎臓：200万個のネフロンによって原尿がつくられる

　腎臓は，脊柱の両側，第12胸椎から第3腰椎にかけて後腹膜腔に存在する臓器（長さ約10 cm，幅5 cm，厚さ3 cm，重さ100〜150 g）であり，右腎のほうが左腎に比べて約1 cm低い位置にある．腎臓はソラマメ形をしており，赤褐色を呈する．内側のくぼんだ部位を腎門といい，腹側より腎動脈，腎静脈，尿管が出入りする（図9.1）．

　腎臓の実質は皮質と髄質からなる．髄質は約8個の腎錐体を形成し，腎杯お

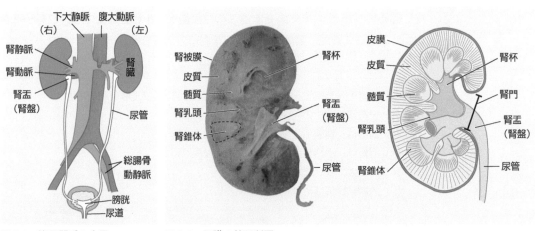

図9.1　泌尿器系の全景　　　図9.2　腎臓の前頭断面

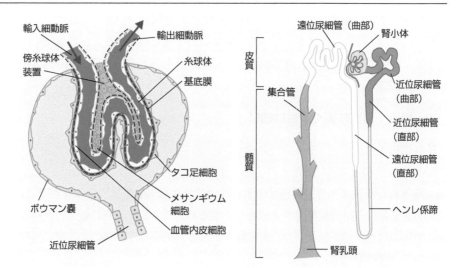

図 9.3　腎小体の構造

図 9.4　腎小体，尿細管および集合管
腎小体と尿細管をネフロン（腎単位）という．

および腎盂(じんう)(腎盤)へつながる（図 9.2）．皮質は肉眼的に赤味を帯びているがこれは，腎小体が存在するためである．腎小体は片方の腎臓に 100 万個ある．腎小体は直径 0.2 mm で，糸球体とボウマン嚢(のう)から構成される．糸球体は輸入細動脈が毛細血管となり，あたかも毛糸のたまのような状態を形成したものである．血管壁の外側には基底膜と足細胞が並んでいる（図 9.3）．また糸球体にはメサンギウム細胞といわれる細胞が血管壁の間に存在し，目詰まりを防止している．血圧によって血管壁，基底膜，タコ足細胞のすきまを通り抜けた，すなわち濾過された血液の液体成分がボウマン嚢に現れる．これを原尿といい，尿細管に送られる．尿細管には近位尿細管(きんい)，ヘンレ係蹄(けいてい)，遠位尿細管(えんい)がある．腎小体および尿細管は一連の枝分かれのない構造で，尿をつくるための単位として，これをネフロン（腎単位）という（図 9.4）．尿は腎盂に蓄えられたあと，尿管に送られる．また，血圧を上昇する作用をもつレニンが腎臓の傍糸球体装置より分泌される．

B.　尿管：腎臓と膀胱をつなぐ管

　尿管は，腎盂（腎盤）より続く長さ 25 cm の管で，蠕動運動(ぜんどう)によって尿を膀胱に運ぶ．生理的狭窄部(きょうさく)が存在し，これには腎盂尿管移行部，総腸骨動脈との交叉部，尿管膀胱移行部の 3 か所がある．尿管も後腹膜臓器である．

C.　膀胱：平滑筋でできた骨盤腔内臓器

　膀胱は，尿を貯蔵し，排泄するための臓器である．排尿後の膀胱が空虚なときには三角錐形であるが，蓄尿時には卵円形となる．容量は 300 mL で 1 回排尿量は 280 mL である．底には膀胱三角といわれる領域があり，左右の尿管が膀胱

に開口する尿管口が存在する．左右の尿管口の間の距離は 2 cm である．

　粘膜固有層の下には内縦層，中輪層，外縦層の平滑筋層が存在し，排尿時に作用するため利尿筋ともいう．中輪層は頸部において肥厚し，**膀胱括約筋**（内尿道括約筋）を形成する．

D.　尿道：男性は長く女性は短い

　男性の尿道は，長さ 18 ～ 20 cm であり，前立腺部，隔膜部（尿生殖隔膜を貫く部位），海綿体部の 3 部に分けられる（p.109，図 10.1 を参照）．前立腺部は，尿道が前立腺を貫く部位であり，隔膜部の最も狭い部位には**外尿道括約筋**が存在する．この外尿道括約筋は横紋筋でできており，陰部神経により支配される．この隔膜部より尿道は 90° 前方に曲がり，海綿体部となる．海綿体部に開口する腺には尿道球腺や尿道腺がある．

　女性の尿道は，長さ 4 cm で，外尿道口の近くに尿道腺が存在する（p.111，図10.4 参照）．尿道の中央部を輪状に横紋筋でできた尿道括約筋が取り囲む．

9.2　尿と腎機能のしくみ

A.　腎臓は体液をきれいに保つ

　体の個々の細胞が正常に機能するためには，個々の細胞を取り巻く環境が一定に保たれる必要がある．すなわち細胞の周囲の pH，浸透圧などの環境条件が代謝に最適であり，かつ代謝によって細胞外に出された二酸化炭素あるいは代謝産物などが速やかに運び去られることが必要である．生体を工場にたとえると，製品の生産過程によってできたガスは煙となり煙突（肺）から屋外に，そして廃棄物は水に溶かし排水装置（腎臓）より棄てられる．腎臓の機能を大別すると次のようになる．

①**細胞外液量の調節**（尿量を調節することによる）．

②**細胞外液イオン組成の調節**（尿中のナトリウムなどのイオン排泄を調節することによる）．

③体内代謝産物のうち呼吸器から排泄されないもの（窒素代謝産物など）を水に溶かして排泄する．

④造血に関与する**エリスロポエチンの分泌**，ビタミン D の活性化などの内分泌代謝機能．

B. ネフロンは尿をつくる基本ユニット

腎臓はネフロンの集合である．ネフロンは糸球体とそれを取り巻くボウマン嚢に始まり近位尿細管，ヘンレ係蹄，遠位尿細管よりなり，集合管につながる．

尿は次の2つの過程によりつくられる（図9.5）．

①糸球体での血液の濾過
②尿細管・集合管での物質の再吸収と分泌

a. ボウマン嚢で血液を濾過して尿のもと（原尿）をつくる

腎臓を通過する血漿量（腎血漿流量）は，安静時で約600 mL/分，心拍出量の5分の1である．通過した血液の血漿分画は糸球体で濾過され，その量は約125 mL/分（180 L/日）であり，腎血液流量の約1割強に相当する．成人の血漿量を3Lとすると，5分に1回（約300回/日）すべての血液は腎臓を通過し，1日で循環血漿量の24倍もの量の濾過が行われていることになる．このように多量の血液が素早く濾過されることは，老廃物を排泄し血液をきれいにするという点からは極めて合目的なしくみである．

糸球体は血液の濾過装置である．糸球体基底膜のふるいの目は約4 nmであり，濾過方法は毛細血管と同じ限外濾過である．大きなタンパク質分子以外はほとんど無選択に糸球体基底膜を透過する．したがって，濾過液（原尿）の組成は水，Na^+，K^+，などをはじめグルコース，尿素，アミノ酸など血漿と同じ濃度である．一方，糸球体で濾過されない物質は，血漿タンパク質とそれより大きい血球成分あるいはウイルス，細菌などである．

糸球体からの血液の濾過は，静水圧と膠質浸透圧の物理的な力のバランスによって決まっている（図9.6）．糸球体濾過量は次式より求める．

糸球体濾過量 $GFR = K_f(P_c - P_b - \pi_{pl})$

K_f：濾過膜の濾過係数，P_c：糸球体毛細血管圧，P_b：ボウマン嚢静水圧，π_{pl}：血漿膠質浸透圧

図9.5 尿の生成
糸球体で濾過された血液は，尿細管で再吸収と分泌を受け，尿となる．

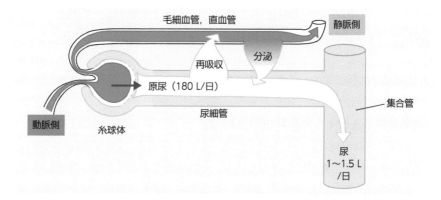

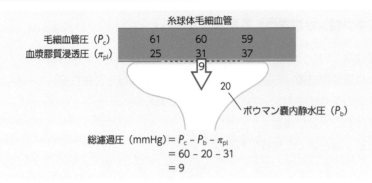

図 9.6　糸球体濾過量（GFR）
糸球体での濾過圧は，静水圧と膠質浸透圧のバランスで決まる．

b．尿細管では原尿中の必要なものを取り込み，不必要なものを原尿中に出す

(1)尿細管での再吸収および分泌のあらまし　　ボウマン嚢内に濾過された約180 L にもおよぶ原尿は，尿細管と集合管を経て膀胱に至る間にさまざまな物質の出入りが生じ，1〜1.5 L の尿になる．

　その過程を単純化すると，**近位尿細管**では，糸球体濾過量の約80％近くの水が管腔内から血管側に**再吸収**される．水と同時に Na^+，K^+，Ca^{2+}，Cl^-，HCO_3^- などの電解質あるいは尿素，尿酸などが再吸収される．また，グルコースは正常の場合ほとんど100％再吸収される．アミノ酸も95％近くが近位尿細管で再吸収される．近位尿細管の再吸収量は，生体の条件に左右されずに糸球体濾過量に対し一定の比率で再吸収されるので**義務的再吸収**という．

　また，近位尿細管ではペニシリン，サルファ剤などの治療薬，あるいは腎機能検査で用いられるパラアミノ馬尿酸(PAH)が管腔内に分泌され，尿中に排出される．

　ヘンレ係蹄では，尿濃縮と希釈をつかさどる**カウンターカレントシステム**(対向流系)形成に関与する物質移動がある．

　遠位尿細管および**集合管**では，生体側の状況に応じた水あるいは電解質の再吸収が行われる．たとえば，夏の運動時など発汗により脱水傾向にある場合は遠位尿細管で水は再吸収が増加し尿量が減少する．あるいは，塩分の摂取を控えた場合はナトリウムの再吸収が増し，尿に排泄される量は減少する．このように，遠位尿細管では生体の状況に応じた再吸収が行われるので，**選択的再吸収**という(図9.7)．

(2)尿細管での再吸収のしくみ　　尿細管での再吸収は，**能動輸送と受動輸送**の2つの方法で行われる．

1)能動輸送：糸球体での原尿の生成は，血圧，ボウマン嚢圧と膠質浸透圧に依存した物理的な機構によって生じている．しかし尿細管での再吸収は ATP の化学エネルギーを使う機構に依存している．そのため再吸収がさかんな近位尿細管などの細胞は，ミトコンドリアに富み，エネルギー産生が容易になっている．

図9.7 尿細管での再吸収と分泌

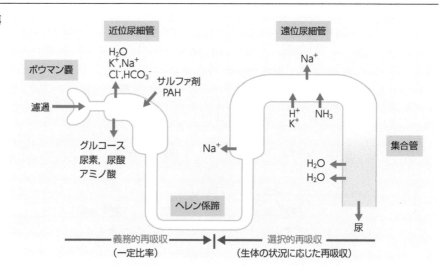

近位尿細管

遠位尿細管

ボウマン嚢

H₂O
K⁺,Na⁺
Cl⁻,HCO₃⁻

サルファ剤
PAH

濾過 →

グルコース
尿素，尿酸
アミノ酸

Na⁺

Na⁺

H⁺
K⁺

NH₃

集合管

H₂O
H₂O

ヘレン係蹄

尿

← 義務的再吸収 →
（一定比率）

← 選択的再吸収 →
（生体の状況に応じた再吸収）

図9.8 尿細管での能動輸送と尿細管最大輸送量の概念

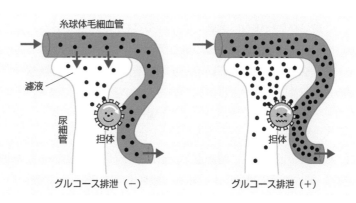

糸球体毛細血管

濾液

尿細管

担体

担体

グルコース排泄（−）

グルコース排泄（＋）

　尿細管での化学エネルギー依存の物質吸収は，能動輸送といわれる．ナトリウム(Na^+)，炭酸水素イオン(HCO_3^-)，アミノ酸，グルコースなどが能動輸送によって再吸収されている．グルコースを例にとると，尿細管細胞の管腔側にある担体タンパクがグルコースと特異的に結合し，それを尿細管細胞内へ運搬し，さらに循環血液中にもどす機序である．細胞内グルコース濃度は管腔内濃度に比べ高く，濃度に逆らってグルコースを輸送することになる．この濃度勾配に逆らう輸送にはATPのエネルギーを必要とする．しかし，この担体輸送能力は担体の数で決定され，限界(尿細管最大輸送量)があり，多量のグルコースが管腔内に負荷されると再吸収しきれずに尿中に排泄され，尿糖となる(図9.8).

*電気化学ポテンシャル

2)受動輸送：受動輸送は，濃度差*による浸透圧などに依存して移動する様式である．尿細管では，水が浸透圧の勾配に従って受動的に移動している．

C. 腎臓は体の水と電解質の量を調節する主役である

　腎臓は，体内の水あるいは電解質の量，組成を一定に保つ．これは，体の状況

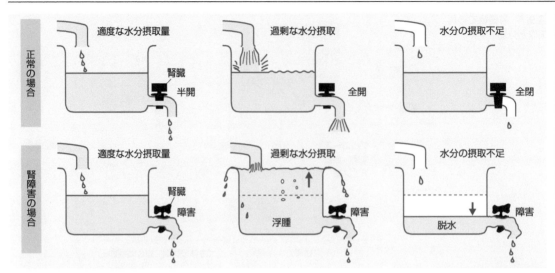

に応じて尿の量と組成を変化させていることによる．図 9.9 に示したように，飲み物あるいは食べ物から体内に過剰に取り込んでも，あるいは汗などで水分，電解質を多量に喪失しても，腎臓からの排泄量を変化させて体内の水分量と電解質の濃度を一定にするように保っている．すなわち腎臓は，体液の状態を把握し排泄量を調節して，体液の量および組成を調節している．腎臓に障害があると，単に体内でつくられた窒素代謝物あるいは酸が蓄積されるだけでなく，飲み物あるいは食事から摂取した水分が直接細胞外液の組成および量の変化となり，浮腫あるいは脱水などを引き起こす．腎障害で一般に見られる症状は，水とナトリウムの蓄積（浮腫），酸性物質の蓄積による体液の酸性化（アシドーシス）である．

図 9.9 腎臓の調節機能の正常と異常
腎臓は生体の状況に応じて適切に水分と電解質の排泄量を調節している．腎臓に障害があると，体液量と電解質は摂取量の変化に影響される．

a. 尿の濃縮と希釈

水を多量に飲むと薄い尿が多く排泄される．逆に，多量の発汗があり，水を飲まないと尿は濃く，その量は減少する．尿の溶質の濃度（浸透圧）は，ヒトでは 100 ～ 1,200 mOsmol/kg H_2O の範囲で変化できる．血液（原尿）の浸透圧は約 300 mOsmol/kg H_2O なので，原尿の約 3 分の 1 から 4 倍の希釈と濃縮とが行われていることになる．腎臓は，尿の水分のみを体の状態に応じて加減できる．

尿の濃縮は，腎臓の髄質部分の組織液（間質液）が約 1,200 mOsmol/kg H_2O と高浸透圧になっていることにより可能になっている．一方尿の希釈は，ヘンレ係蹄の上行脚が水を透過させず上行脚の能動輸送が約 200 mOsmol/kg H_2O の濃度差をつくることができることによる．すなわち，血液浸透圧（300 mOsmol/kg H_2O）から能動輸送能力（200 mOsmol/kg H_2O）を引いた値（100 mOsmol/kg H_2O）が希釈限界となる．腎臓での皮質から髄質への浸透圧勾配は，①対向流増幅系（ヘンレ係蹄），②対向流交換系（直血管）により形成される．尿の浸透圧が 100 ～ 1,200 mOsmol/kg H_2O に変化することは，抗利尿ホルモン（ADH：バソプレシン）が遠位尿細管，集合管での水の透過性を変化させ，水の再吸収が変わることによ

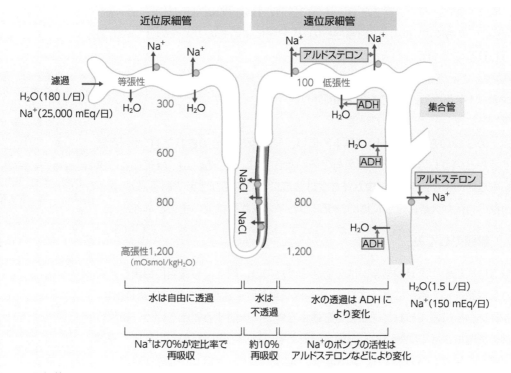

近位尿細管　　　　　　　　　遠位尿細管

Na⁺　　Na⁺　　　　Na⁺　　　　　　Na⁺
アルドステロン

濾過　　　　等張性　　　　　　100　低張性
H₂O(180 L/日)　　　　　　　　　　　　　集合管
Na⁺(25,000 mEq/日)　H₂O　300　H₂O　　H₂O　ADH

600　　　　　　　　　H₂O　ADH
アルドステロン

NaCl　800　　　　　　　　　Na⁺
800

NaCl　　　　　　　　H₂O　ADH

高張性1,200　　　1,200
(mOsmol/kgH₂O)

H₂O(1.5 L/日)
Na⁺(150 mEq/日)

水は自由に透過　水は　　水の透過は ADH に
　　　　　　　不透過　より変化

Na⁺は70%が定比率で　約10%　Na⁺のポンプの活性は
再吸収　　　　　　　再吸収　アルドステロンなどにより変化

図 9.10　尿細管での水とナトリウムの再吸収

る(図 9.10)（「5. 血液と体液」「11. 内分泌系」参照）.

b.　ナトリウムの排泄

　平均的な食事に含まれる NaCl の量は 5 ～ 15 g，約 85 ～ 250 mEq の Na⁺に相当する．糸球体から濾過される Na⁺は 1 日に 25,000 mEq であり，食塩にして 1.5 kg 弱になる．尿からは，摂食量に等しい Na⁺が排泄されている．すなわち，濾過量の 99%以上の Na⁺が尿細管で再吸収されていることになるが，摂取に等しい食塩が巧妙に尿中に排泄されている．

　濾過の約 70%に相当する量が近位尿細管から，約 20%がヘンレ係蹄の上行脚部分で再吸収されている．濾過量の約 10%(2,500 mEq)の Na⁺が遠位尿細管に達し，遠位尿細管と集合管にて体液の状況に応じた Na⁺の再吸収が行われる．**アルドステロン**は，Na⁺の再吸収を調節して体内の Na⁺の量を決める大きな調節因子である．アルドステロンは，副腎皮質から分泌され，尿細管に作用しナトリウムの再吸収および**カリウム**の分泌を促進する．**レニン-アンギオテンシン-アルドステロン**の内分泌系は腎臓から出たホルモンが自らの機能を調節する**フィードバック系**の 1 つである(「5. 血液と体液」「11. 内分泌系」参照）.

レニンは腎臓より分泌される

c.　酸の排泄(酸塩基平衡)

　ヒトの血液 pH は 7.40 ± 0.05 と**弱アルカリ**の非常に狭い範囲に調節されている．ヒトは食物の酸化によりエネルギーを産生しており，その過程で酸をつく

る．酸は生体にとって有害であり，体外に排泄されなければならない．

腎臓からの酸の排泄は，尿細管からの H^+ 分泌によるもので，次の3つの方法で行われる（図9.11）．

①滴定酸*として排泄

②尿の pH を下げる，HCO_3^- の再吸収

③アンモニウムイオンとして排泄

以上の3つの方法のちがいは基本的には，尿細管から分泌された H^+ が何と結合するかというものである．酸負荷の多いときには，リン酸および HCO_3^- の供給に限りがあるが，アンモニウムイオンは合成により供給が十分である．したがって，酸の負荷が大きいときにはアンモニウムイオンが酸排泄の主役となる．

＊滴定酸とは，尿を pH 7.4 にするのに必要な強アルカリから求められる酸の量をいい，リン酸（70〜80％），クレアチニン，有機酸（尿酸（15〜20％），乳酸，ピルビン酸，クエン酸）を示す．

D. 排尿のしくみ

原尿は尿細管で再吸収あるいは分泌を受けたのち，尿となり腎盂に集まり，腎盂から尿管を経て膀胱に蓄積される．尿管は蠕動運動により尿を膀胱に送り出す．

排尿は膀胱に蓄えられた尿を尿道を通して体外に排泄することをいう．排尿行為は，大脳によって開始された脊髄反射である．排尿の脊髄反射では膀胱と尿道の協調したはたらきが行われている．ヒトは約 150〜300 mL の尿が膀胱内に貯留すると尿意を感じる．これは，膀胱に尿がたまると膀胱内圧が上昇し膀胱壁の伸展受容器によって検知され，その情報が中枢に伝えられることによる．

尿意を感じ大脳からの命令で排尿行為に入ると，まず骨盤神経（副交感神経）を介し，膀胱壁の収縮が起こり膀胱内圧が上昇する．同時に下腹神経（交感神経）に

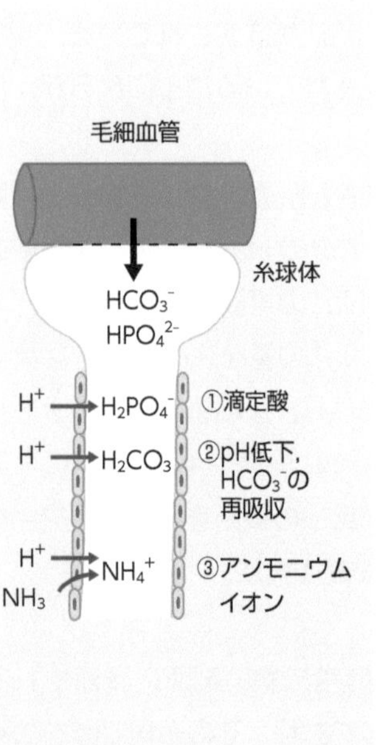

図9.11（左）　酸排泄の3つの方法

図9.12（右）　排尿のメカニズム

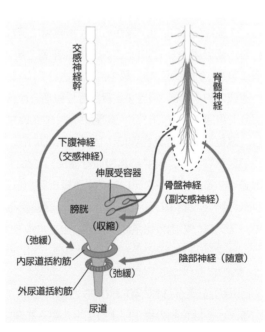

9. 泌尿器系と腎機能

より**内尿道括約筋**を弛緩させ尿道を開く．外尿道括約筋は横紋筋であり陰部神経の支配を受けており，随意的に尿道を開閉することができる．膀胱内圧と大気圧との差により尿は体外に出される（図9.12）．

【問題】 腎臓の構造と機能についての記述である．正しいのはどれか．
(1) 糸球体で濾過されたグルコースは，尿細管で再吸収される．
(2) 糸球体で濾過された電解質は，100％再吸収される．
(3) 糸球体で濾過された水分は，50％再吸収される．
(4) 血中アルブミンは，糸球体で濾過される．
(5) 老廃物は，腎静脈血よりも腎動脈血の方が少ない．

［平成30年度栄養士実力認定試験問題13］

---

10. 生殖と発生

10.1 生殖器の構造

　生殖器には，男性と女性で構造が著しく異なるという特徴と，生殖細胞という特殊な細胞を含んでいる特徴がある．男性と女性の生殖器はともに，生殖細胞をおさめる性腺(男性：精巣，女性：卵巣)と，生殖細胞を運び出す生殖路(男性：精巣上体，精管，尿道，女性：卵管，子宮，腟)と，そこに液を分泌する付属生殖腺(男性：精嚢，前立腺など，女性：大前庭腺など)とから構成されている．

A.　男性生殖器系：精子をつくる精巣と精液をつくる器官群

　男性における生殖器系(図10.1)の主体は，精子をつくる精巣(睾丸)であり，これに精子を運ぶ精路(精巣上体，精管，射精管，尿道)や付属の腺(精嚢，前立腺，尿道球腺)が加わって，以下のような構成になっている．

精巣－精巣上体－精管－射精管－尿道／海綿体(陰茎)－外尿道口
精嚢　　前立腺　　尿道球腺

a.　精巣

　精巣は陰嚢中にあり，体腔の外に位置している．これは，精巣における精子形成が体温より低い温度を適当とすることを示している．精巣の中には，曲がりくねった精細管がぎっしりつまっており，精子はこの精細管の中でつくられる．精細管より出た精子は，長く曲がりくねった精巣上体の管を経由して主導管である精管へと移る．精管は恥骨上の鼠径管を通り骨盤内側壁をつたって膀胱背部まで走る．この膀胱背部から，精子は短い射精管を介して射精時に尿道へと出される．これに精嚢，前立腺，尿道球腺から体積にして90%にのぼる分泌液が加わり，精液となる．精子は，精液とともに外尿道口より射出される(射精)．

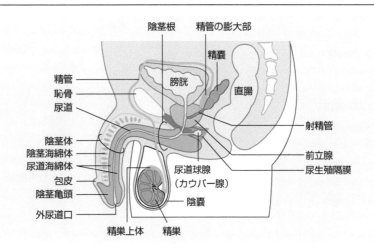

図 10.1　男性生殖器系の全景（矢状断面）

陰茎根　精管の膨大部

精嚢

精管
恥骨
尿道

膀胱

直腸

射精管

陰茎体
陰茎海綿体
尿道海綿体
包皮
陰茎亀頭
外尿道口

尿道球腺
（カウパー腺）

前立腺
尿生殖隔膜

陰嚢

精巣上体　精巣

b. 精子形成

　精巣は，陰嚢内に左右 1 対ある扁平楕円形の器官である．成人男性では，ウメの実大で重さは約 10 g．精巣内で精子がつくられる場は，**精細管**という．図10.2 は，精巣の組織像を模式的に表したものであるが，精細管と**間質**（ライディッヒ細胞や血管などを含む）から成り立っているのがわかる．ライディッヒ細胞は，**テストステロン**を血液中に分泌している．精細管は，精子に発生していく細胞（精子形成細胞）と，支柱となって栄養を供給する支持細胞（セルトリ細胞）からなる．精子形成細胞には，**精祖細胞**，**精母細胞**，**精細胞**，**精子**がある．

　精細管の管壁には図 10.2 に示したように，外側より管腔に向かって順に，前述の精祖細胞，精母細胞，発生分化段階の進んだ精細胞がほぼ同心円上に配列しており，管腔中心部には，精子が存在している．精祖細胞は精子形成細胞のいちばんの母体であり，絶えず体細胞分裂を繰り返している．

　精子形成過程では，精祖細胞の一部が**減数分裂**過程に進み，1 次精母細胞→ 2次精母細胞→精細胞への発生分化を起こす．この減数分裂過程で精細胞は体細胞

図 10.2　精巣内の精細管の組織

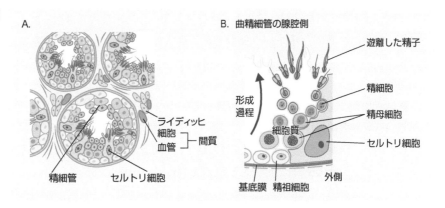

A.

B. 曲精細管の腺腔側

遊離した精子

精細胞

精母細胞

セルトリ細胞

形成過程

細胞質

ライディッヒ
細胞
血管　　間質

精細管　　セルトリ細胞

基底膜　精祖細胞　　外側

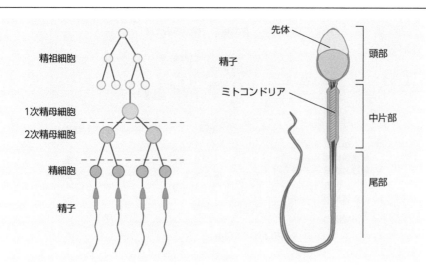

図 10.3　精子形成と精子

精祖細胞

1次精母細胞
2次精母細胞

精細胞

精子

精子

先体

ミトコンドリア

頭部

中片部

尾部

に比べ染色体数も DNA 含量も半分になる．その後，精細胞から，尾を細長くしたおたまじゃくしのような精子への形態変化が起こってでき上がる（図 10.3）．この精子形成過程は，支持細胞であるセルトリ細胞に養われながら進み，最終産物である精子はセルトリ細胞内端にしばらく宿ったのち，精細管腔内に出され，精巣上体の方へ送られる．

　ヒトの精子（図 10.3）は全長 0.05 mm で，扁平西洋ナシ形の頭部，中片部，糸状の尾部からなる．精子頭部にはヒトの設計図である遺伝子（DNA）を満載している．精子中片部には多くの**ミトコンドリア**があり，エネルギー産生を行っている．精子尾部は前進するためのプロペラの役目をする装置である．精子形成では，正常な形態をした精子がつくられるのが普通である．しかし，なかには頭部や尾を2 つもつもの，尾が短いもの，頭部や中片部をもたないもの，また，頭部が巨大であったり矮小であったりするなど形態が異常な精子もある．精子の 10 ％に異常があっても生殖能力になんら影響はないとされており，精子の 4 分の 1 あるいはそれ以上が異常の場合は生殖能力が低下するといわれている．

　精祖細胞が精子になるまでに約 60 日かかる．精子は酸に弱く，酸性の腟内では数時間しか生きられないが，アルカリ性の子宮頸部から卵管内では数日間生き続ける．精子は，腟内から 1 ～ 2 時間で卵管膨大部に達し，2 ～ 3 日受精能力を保つ．

c.　陰茎

　陰茎は近位側で分かれて骨盤へと付着している 2 つの**陰茎海綿体**と，尿道を包んでいる**尿道海綿体**から構成されている．尿道海綿体は，陰茎の先端で亀頭を形成している．陰茎の**勃起**は動脈の拡張の結果として起こり，勃起時には陰茎海綿体中のスポンジ状の空間に血液が充満している．

d. 射精

　射精は，精管と精嚢の反射的な蠕動状の収縮により，約 2 ～ 4 mL の精液が性交中の女性の腟内へと射出される．精液 1 mL 中に約 1 億の精子を含み，2 千万以下では受精しにくい．

B.　女性生殖器系：卵子をつくる卵巣と卵子を運び受精卵を育てる器官群

　女性における生殖器系(図 10.4)は，卵子をつくる卵巣と，受精卵を育てる子宮を中心として，以下のような構成になっている．

卵巣・・・卵管－子宮－腟－腟前庭

大前庭腺

a. 卵巣

　卵巣(図 10.5)は，骨盤腔の上外側壁にあるウメの実大の扁平な左右 1 対の臓器で，**エストロゲン**(卵胞ホルモン)と**プロゲステロン**(黄体ホルモン)を分泌し，雌性生殖細胞である卵子を産出する．卵子になる一次卵母細胞は，出生時には左右の卵

図 10.4　女性生殖器系の全景(矢状断面)

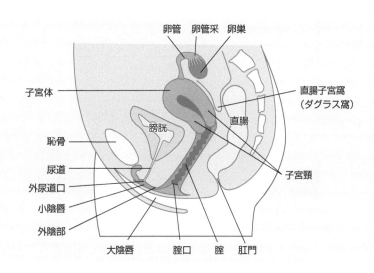

図 10.5　卵巣の組織

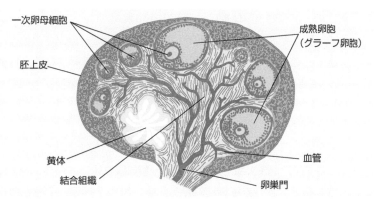

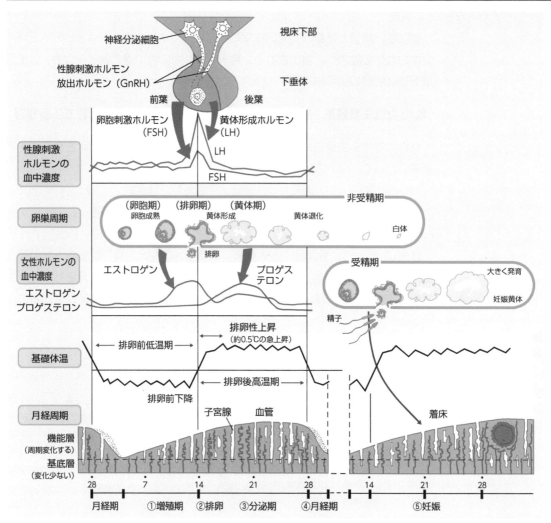

図10.6　性周期（卵巣周期と月経周期）

巣で約40万個あるが，生後はしだいに変性退化して減少し，思春期には16〜35万個になる．以後，**原始卵胞**は周期的に成熟して**成熟卵胞**（グラーフ卵胞）となり（卵胞期），卵巣の表面から卵子を排出（排卵期），排卵後の卵胞は**黄体**となる（黄体期）．この卵胞期・排卵期・黄体期の周期変化を**卵巣周期**（図10.6）という．卵胞からエストロゲンが，黄体からはプロゲステロンが，それぞれ分泌される．

卵子は，月に一度左右どちらかの卵巣より，通常1つ排卵される．排卵された卵子は**卵管采**の招くような動きにより卵管内に吸引され，卵管膨大部にたどりつく．

b．卵管

卵管は，子宮底から子宮広間膜の上を通る約10 cmの細い管で，ラッパ管ともいわれる．卵子が卵管膨大部で受精すると分裂を繰り返しながら，卵管粘膜の線毛運動と蠕動運動によって子宮に移動し，**受精後約1週間で子宮粘膜に着床**

する.

c. 子宮

　子宮は，前後に扁平な袋状の器官であり，未経産婦では長さ 7 cm，幅約 4 cm，厚さ約 3 cm であるが，妊娠すると大きくなり，分娩後は再び縮小する．子宮は，上 3 分の 2 の子宮体と下 3 分の 1 の子宮頸に区別され，子宮壁は粘膜(子宮内膜)，筋層と外膜の 3 層からなる．**子宮内膜は表層の機能層と深層の基底層**からなり，受精卵を着床させるための準備として，毎月周期的な変化(月経周期)を行っている(図 10.6).

　通常，子宮腔は押しつぶされたようになっているが，妊娠すると成長・発育していく胎児を入れるために非常に大きく拡大する．**子宮頸部**(子宮頸)は子宮腔の開口部であり，出産時以外は閉じられているが，精子はここを通り抜けることができる．

　子宮の後壁は，後ろにある直腸との間に腹膜で覆われたくぼみ(直腸子宮窩，あるいはダグラス窩)をつくっている．ここには，腹腔内の出血や膿がたまりやすい．

d. 腟

　腟は膀胱と直腸の間に圧平された線維筋性の管である．長さは約 8 cm，前下方に走り恥骨の後方で開口している．これは性交時に陰茎を包む役割をする．

　腟の前方(腹側)には尿道があり，尿道の開口部の前方(腹側)には陰核がある．陰核は，敏感な勃起性の組織塊からなり，男性の陰茎と発生学的には相同のものである．陰唇は，尿道口や腟口がある陰裂の側方にあり，これらを隠すようにして存在する 2 枚の皮膚のひだである．

e. 性周期

　成熟女性では，卵巣と子宮内膜は密接に関連し，性周期という約 4 週間の周期的変化を繰り返す．性周期には，卵巣周期(卵胞期，排卵期，黄体期)と月経周期(増殖期，分泌期，月経期)があり，**下垂体前葉**から分泌される FSH(卵胞刺激ホルモン)と LH(黄体形成ホルモン)によって支配されている．

　図 10.6 を参照して，時間経過で性周期を追うと以下のようになる．

①月経が終わるころから，FSH の刺激によって，卵巣では卵胞が発育しエストロゲンの分泌が増加する(卵胞期)．子宮粘膜の機能層は，エストロゲンによって基底層から再生し，子宮腺や血管も長く伸張し，内膜は厚みを増し筋は肥大する(増殖期)．

②卵巣で卵胞が成熟し，エストロゲンの分泌が急増すると，視床下部から**性腺刺激ホルモン放出ホルモン**(GnRH)が分泌され(ポジティブ・フィードバック)，下垂体前葉から LH が放出され(LH サージ)，排卵が起こる．

③卵胞は黄体になりプロゲステロンを分泌する(黄体期)．プロゲステロンは子宮内膜を肥厚させ血管を拡張し，分泌物の分泌を増加して粘膜を柔らかくし，受

精卵の着床に適した状態にする（分泌期）.

受精しない場合は,

④黄体はしだいに小さくなって白体となり，プロゲステロンの分泌は止まる. 子宮粘膜の機能層は剝離して血液とともに排出される. これが月経で 4 ～ 7 日続き約 50 mL の出血をみる（月経期）.

　卵巣周期の排卵より前約 2 週間が卵胞期，後ろ約 2 週間が黄体期で，月経周期の増殖期が卵巣の卵胞期に，分泌期は黄体期にあたる. 基礎体温は排卵後プロゲステロンによって上昇する.

10.2 発生のしくみ

A. 受精と着床：卵管で受精が起こり受精卵は子宮へ運ばれる

　約 2 ～ 3 億の精子が男性から女性の生殖器へと射精される. このうち約 100 万が子宮頸を通り抜ける. 子宮頸の粘液は排卵時には，エストロゲンの作用でサラサラしている. 射精後数時間たつと，数百の精子は卵管膨大部へと到達する. 卵子は排卵後約 1 時間以内に卵管膨大部へと送られてくる. 卵子は冠状に取り巻いた小さな細胞（放射冠）と透明帯といわれる薄い膜により包まれている. 精子は，受精能獲得と先体反応を起こし，透明帯を突き破り，卵子細胞質内へ入る. 透明帯は，卵子に精子が 1 つだけしか入らないようにブロックしている. 卵子内に入った精子は，その核が膨潤（男性前核）したのち，卵子の核（女性前核）と混じり合い受精が完了する. この受精卵は，通常の 2 倍体の染色体数にもどっており，ここから新しい個体をつくる体細胞分裂が始まる（図 10.7）.

図 10.7　排卵，受精，着床の過程

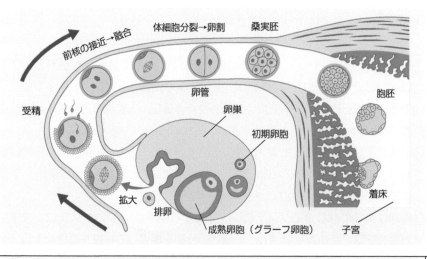

性の決定

ヒトの**染色体**は男女とも 46 個で，そのうち 44 個（22 対）は**常染色体**，あとの 2 個は**性染色体**である．男性の性染色体は **X 染色体**と **Y 染色体**であり，女性の染色体は 2 個の **X 染色体**である．減数分裂を行ったあとの生殖細胞は男女とも 23 個の染色体をもち，精子には **X 染色体**をもつものと **Y 染色体**をもつものの 2 種類があり，卵子には **X 染色体**をもつものだけである．したがって **X 染色体**をもつ精子が受精すればその胎児は女性となり，**Y 染色体**をもつ精子が受精すれば男性となる．

B. 受精卵：胚子(はいし)をつくる部分と胎盤の一部(じゅうもうまく)（絨毛膜）

受精卵は，透明帯の中で分裂（卵割(らんかつ)）を繰り返し，2 細胞，4 細胞，8 細胞，16 細胞と増え，中心に液体のたまった腔（胞胚腔(ほうはいくう)）をもつ球状の細胞塊となる．これが**胞胚(ほうはい)**（胚盤胞(はいばんほう)）である．胞胚は，卵管の蠕動運動などにより，卵管中を子宮腔へと運ばれる．受精後 5 〜 7 日後に子宮腔，通常は子宮上部に**着床**する．着床した胞胚は，着床部位の子宮内膜を消化し，完全に中に埋もれるまで厚く柔らかい内膜組織中を下へと潜ってゆく．胞胚は，外側の細胞層と内部の一側に塊をなしている**内細胞塊(ないさいぼうかい)**とに分化している．新しい個体（将来の胚子）は，この内細胞塊から分化してくる．外側の細胞層は絨毛膜に分化し，**絨毛**といわれる指状の突起をもち，これで子宮内膜を浸食する．絨毛膜は栄養を吸収するとともに，**ヒト絨毛性ゴナドトロピン**（HCG）というホルモンを分泌する．HCG は LH 分泌を起こして黄体を維持し，月経を抑えるホルモンである．HCG は血中，尿中で簡単に検索できるので，妊娠反応の基礎をなしている．

C. 胚子・胎児の発育：羊水の中で 38 週間育てられる

胞胚の内細胞塊の部分は大きくなるにつれて，中に 2 つの空隙をもつようになる．その空隙は**羊膜腔(ようまくくう)**と**卵黄嚢(らんおうのう)**といわれる．この 2 つの空隙の間に存在する板状の組織がやがて新しい個体となる．それ以外の組織は胎児被膜を形成する．新しい個体は，発生段階で，器官形成が行われる受精後第 8 週までの**胚子期**と，その後の胎児期に分けられる．

羊膜腔を裏打ちする細胞は**外胚葉**である．外胚葉からはおもに胎児の皮膚や神経が形成される．卵黄嚢を裏打ちする細胞は**内胚葉**である．内胚葉からは胎児の腸上皮と内臓が形成される．外胚葉と内胚葉の間に存在する組織は，**中胚葉**である．中胚葉からは骨，筋肉や泌尿生殖系などの上記以外の諸器官を形成する．

妊娠が進むにつれ，羊膜腔は拡大し胎児はその中へ，きのこのように突出する．

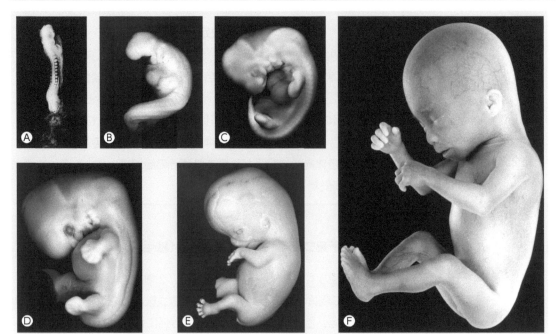

A. 発生段階11の胚子（体長；数 mm，平均胎齢；約24日），B. 発生段階12の胚子（平均体長；4 mm，平均胎齢；約28日），
C. 発生段階16の胚子（平均体長；10 mm，平均胎齢；約38日），D. 発生段階18の胚子（平均体長；14 mm，平均胎齢；約42日），
E. 発生段階23の胚子（平均体長；28 mm，平均胎齢；約52日），F. 胎児（頭殿長；146 mm，胎齢；19週半）．

図 10.8 ヒトの胚子期と胎児期
［京都大学医学部附属先天異常解析センター所蔵］

　最終的には羊膜は，絨毛膜まで達し融合して，その中に羊水を充満した1枚の膜を形成する．羊水は成長しつつある胎児を保護し，筋肉，神経，骨などが形成されるとすぐに胎児が自由に動けるようにしている．

　胎児の体表面はすべて外胚葉で覆われている．

　卵黄嚢のうち胎児の中の部分は外との連絡がなくなり，切り離されそれから原腸が形成される．

　残りの卵黄嚢と付着茎とは共通の羊膜に包まれて，臍帯となる．

　ヒトにおける各器官形成や形態形成は，受精後第8週までの胚子期に行われる．ヒト胚子の発生基準はカーネギー発生段階によって23の発生段階に分類され，胚子の外形は図10.8のように変化していく．また，受精後第9週以降は胎児期といわれ，出産までの胎児の成長と成熟が行われる．

D.　胎盤：臍帯を通じて胎児に栄養物を与え老廃物を除去する

　臍帯が形成されると，その基底部で子宮壁に付着した部分は，肥厚して円盤状の組織である胎盤を形成する（図10.9）．絨毛膜の絨毛は，母体の循環血が充満している空間へ突出しており，その絨毛中には胎児から伸び出た血管が入っている．よって，母体血と胎児血は直接混じり合うことはなく，絨毛膜の上皮を介して接している．胎児の成長・生育のために胎盤を介して，酸素と二酸化炭素が交換さ

図 10.9　胎盤の模式図

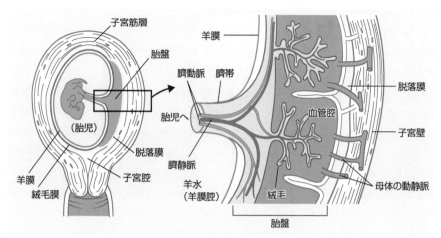

れ，可溶性の栄養物質が胎児に移行し，胎児側より老廃物は除去される．

　胎盤は，有害な細菌などの胎児への移行に対する保護作用はもっているが，アルコール，多くのウイルス，さらには，ある種の薬剤は胎盤を通り抜け，胎児に悪影響を及ぼすことがある．

　妊娠 9 ～ 12 週を過ぎると卵巣の黄体は退行し，プロゲステロンとエストロゲンの産生は，胎盤と胎児の副腎との協調作用で行われるようになる．

【問題】　女性生殖器についての記述である．正しいのはどれか．
(1) 黄体期に，子宮内膜が増殖する．
(2) 排卵は，黄体形成ホルモンの急激な分泌低下で誘発される．
(3) 妊娠中は，卵胞刺激ホルモンの分泌が亢進する．
(4) 月経後に，卵胞は黄体になる．
(5) 黄体期には，卵胞期に比べて，基礎体温が上昇する．
[平成 30 年度栄養士実力認定試験問題 14]

11. | 内分泌系

11.1 | 内分泌系の構造

　細胞の中で合成された物質が，細胞の外へ放出されるまでの一連のしくみを**分泌**といい，**外分泌**と**内分泌**がある．分泌物が血管に入り血流によって全身に運ばれるのを内分泌といい，分泌される化学物質を**ホルモン**という．内分泌系は神経系とともに，体における諸器官の成長，発達や機能発現の調節に関与し，外部環境の変化にスムーズに体を適応させ，内部環境を一定の状態に保持させるはたらきを示す．

　内分泌系に属するおもな内分泌腺は，**下垂体（か すいたい）**，**松果体（しょうかたい）**，**甲状腺**，**副甲状腺**（上皮小体（じょうひしょうたい）），**副腎（ふくじん）**，**膵臓（すいぞう）**（内分泌部，膵島またはランゲルハンス島），**消化管内分泌細胞**，**性腺**（卵巣，精巣）などで，もっぱら内分泌腺として作用するものと，ほかの機能を営む組織の中に内分泌細胞が入り込んでいるものとがある．

A.　視床下部と下垂体：ホルモン分泌の司令塔

a.　下垂体

　下垂体は，多種のホルモンを分泌する重要な内分泌腺で，脳の下面にぶら下がるように位置する小指頭大（約 0.6 g）の器官である．発生学的に口窩（こうか）上壁の上皮が陥入してできた**腺性下垂体**（前葉，中間部，隆起部）と，脳の第 3 脳室底部の神経組織が陥入してできた**神経性下垂体**（後葉）に分けられる（図 11.1）．

　下垂体前葉の細胞は，染色性の違いから，酸性色素によく染まる**好酸性細胞**，塩基性色素によく染まる**好塩基性細胞**，いずれの色素にも染まらない**色素嫌性細胞**に分類することができる．好酸性細胞として，成長ホルモン（GH）分泌細胞，プロラクチン（乳腺刺激ホルモン，PRL）分泌細胞がある．好塩基性細胞には，性腺刺激ホルモン（LH［黄体形成ホルモン］と FSH［卵胞刺激ホルモン］の 2 種類がある）分泌細胞と

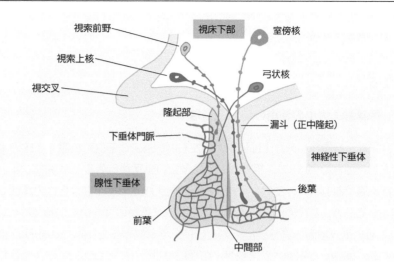

図 11.1　視床下部と下垂体

（図中のラベル）
視索前野
視索上核
視交叉
視床下部
室傍核
弓状核
隆起部
漏斗（正中隆起）
下垂体門脈
神経性下垂体
腺性下垂体
後葉
前葉
中間部

甲状腺刺激ホルモン(TSH)分泌細胞がある．色素嫌性細胞には，副腎皮質刺激ホルモン(ACTH)分泌細胞と，ホルモンは分泌しない濾胞星状(FS)細胞，およびいずれはホルモンを分泌するようになるかもしれない未分化な幼若細胞がある．これらの細胞は多くの毛細血管に取り囲まれているのが特徴である．下垂体前葉のホルモン分泌細胞は粗面小胞体，ゴルジ装置といった細胞小器官がよく発達していて，ホルモンを含む分泌顆粒を細胞内に蓄えている．

　中間部はヒトでは発達が乏しく，コロイドを含む小胞状構造が観察されるが，機能的な意義についてはまだ不明の点が多い．

　下垂体後葉は漏斗の部分で直接視床下部と連絡していて，腺細胞はなく，後葉細胞といわれる**グリア**の一種と，視床下部の**神経核**（室傍核と視索上核）から**軸索**を後葉に伸ばして連絡している神経細胞の軸索終末からなり，その間に毛細血管が入り込んでいる．この軸索終末からは後葉ホルモン(オキシトシンとバソプレシン)が放出される．

b.　視床下部

　間脳の視床下部のいくつかの神経核からは，下垂体前葉からのホルモン分泌を調節するホルモンが分泌される．これらは軸索を通り，視床下部と下垂体の連絡部位である漏斗（正中隆起）に存在する毛細血管の集合（下垂体門脈）に放出される．この血管系によって視床下部ホルモンは下垂体前葉に運ばれ，ここでつくられる種々のホルモンの分泌を制御する．前葉ホルモンの分泌を促進するホルモン（放出ホルモン：GRH，CRH，TRH，GnRHなど）と，分泌を抑制するホルモン（抑制ホルモン：ソマトスタチン，ドパミンなど）がある．

　このように脳の一部である視床下部の神経細胞がホルモンを分泌し，神経突起より放出して下垂体前葉細胞のホルモン分泌を調節したり，後葉より直接ホルモンを放出したりする様式を**神経内分泌**といい，神経系と内分泌系を結ぶ重要なし

くみとされる．視床下部はほかの脳の部位から多くの神経線維を受けており，さまざまな精神活動や内部環境変化をキャッチする部位で，これらの神経情報が内分泌系へホルモンの変動として伝えられ，ホメオスタシスを保つ方向にはたらくのである．

B. 甲状腺：大小の濾胞の集団からなる

甲状腺は，喉頭から気管上部にかけて左右両側および前面に位置する蝶のような形をした器官で（図11.2），組織学的には多数の小葉からなる．小葉内には1層の上皮細胞でおおわれ，コロイドで満たされた大小さまざまな大きさの濾胞が多数集まっており，この周囲を多くの血管やリンパ管が取り巻いている（図11.3A）．この1層の上皮細胞を**濾胞上皮細胞**といい，**甲状腺ホルモン**はこの細胞から分泌される．濾胞上皮細胞内でまずサイログロブリン（チログロブリン）が合成され濾胞内へ放出される．そこで濾胞内に集積しているヨウ素（ヨード）が付加され，再び細胞内へ取り込まれる．リソソームにより加水分解を受け，有効な生理活性をもつ**トリヨードサイロニン**（トリヨードチロニン，T_3）や**サイロキシン**（チロキシン，T_4）として分泌される（図11.3B）．

甲状腺ホルモンの分泌は，下垂体前葉からの甲状腺刺激ホルモン（TSH）によって支配される．甲状腺ホルモンの分泌が過剰になると，TSHの分泌を弱めようと視床下部や下垂体へフィードバックがかかるしくみになっている．

甲状腺の濾胞上皮細胞の外側や濾胞の間に，**傍濾胞細胞**といわれる細胞群が観察される．この細胞は**カルシトニン**を分泌するが，このホルモンは血中のカルシウム（Ca^{2+}）濃度を低下させ，副甲状腺（上皮小体）から分泌される**パラトルモン**と拮抗する．

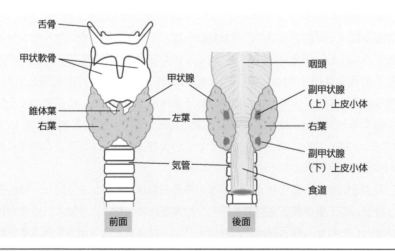

図11.2　甲状腺と副甲状腺（上皮小体）

舌骨
甲状軟骨
甲状腺
錐体葉
右葉
左葉
気管

咽頭
副甲状腺（上）上皮小体
右葉
副甲状腺（下）上皮小体
食道

前面　　後面

図 11.3　甲状腺の濾胞の構造（模式図）
⟶ 甲状腺ホルモン合成経路
⟶ チロキシンとトリヨードチロニンの分泌経路

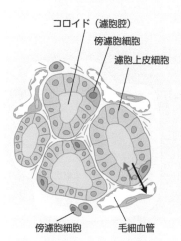

A. 甲状腺の光学顕微鏡像模式図

コロイド（濾胞腔）
傍濾胞細胞
濾胞上皮細胞

傍濾胞細胞　　毛細血管

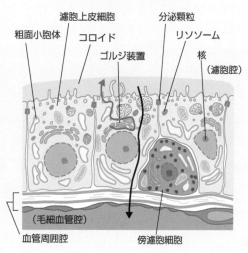

B. 甲状腺の電子顕微鏡像模式図

濾胞上皮細胞　　分泌顆粒
粗面小胞体　コロイド　　リソソーム
ゴルジ装置　　核
（濾胞腔）

血管周囲腔　（毛細血管腔）　傍濾胞細胞

C.　副甲状腺（上皮小体）：カルシウム代謝を担う 4 個の小体

　副甲状腺は，甲状腺の左右両葉の裏側に，通常上下 2 対ある米粒大の小体である．副甲状腺の細胞は，色素嫌性の主細胞と好酸性細胞の 2 種類があり，主細胞からは**パラトルモン**（上皮小体ホルモン）というホルモンが分泌され，血中のCa^{2+}濃度を高めるなどカルシウム代謝に関与している．好酸性細胞の意義や機能については不明の点も多い．

D.　副腎：中胚葉由来の皮質と外胚葉由来の髄質（ずい）

　副腎は，両側の腎臓の上方に，ちょうど帽子がかぶさるように位置する三角形をした 1 対の扁平（へんぺい）な器官である（図 11.4A）．副腎は起源も機能も異なる 2 つの部位，すなわち外側の**皮質**（ステロイドホルモンを分泌）と内側の**髄質**（カテコールアミンを分泌）からなる．皮質は細胞の配列状況の異なる 3 層に分かれ，外層から電解質（ミネラル）**コルチコイド**（アルドステロンやデオキシコルチコステロンなど）を分泌する**球状帯**，糖質（グルコ）**コルチコイド**（コルチゾールなど）を分泌する**束状帯**，男性ホルモンを分泌する**網状帯**を構成する（図 11.4B）．

　副腎皮質のステロイド分泌細胞は，細胞小器官として滑面小胞体，ミトコンドリアがよく発達しており，また脂肪滴がよく観察される．この脂肪滴中に含まれるコレステロールをもとに，滑面小胞体やミトコンドリアに含まれる酵素がはたらくことにより種々の**ステロイドホルモン**が合成されていく．

　髄質細胞は，交感神経節細胞と基本的には起源を同じくし，神経細胞に極めてよく似た性格を有する細胞であるが，突起は出さない．髄質細胞はクロム塩によっ

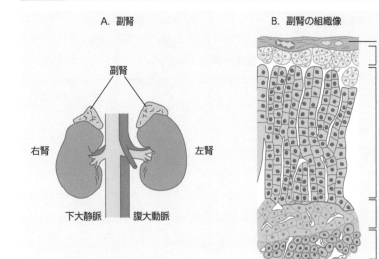

図 11.4　副腎の位置と構造

A. 副腎

副腎

右腎　　左腎

下大静脈　腹大動脈

B. 副腎の組織像

被膜
球状帯
束状帯　皮質
網状帯
髄質

て褐色に染まる性質をもつことから，クロム親和細胞ともいわれ，アドレナリンを分泌する細胞と，ノルアドレナリンを分泌する細胞がある．これらのカテコールアミンの分泌により，交感神経系の作用と同様に心拍数や血圧の上昇を引き起こし，また代謝を促進させる．

E.　胃腸膵内分泌系：消化管ホルモン分泌細胞とランゲルハンス島

　胃や腸の消化液を分泌する腺細胞の間に，孤立性に散在するホルモン分泌細胞がある（図 11.5）．これらの細胞を**胃腸内分泌細胞**と称し，膵臓から分泌されるホルモンとあわせて，胃腸膵内分泌系としてまとめられている．

　消化管の内分泌細胞は細胞の基底部に**分泌顆粒**を有することから，基底顆粒細胞ともいわれ，**ガストリン，セクレチン，コレシストキニン，セロトニン，モチリン**など多くの消化管ホルモンを分泌する細胞が見つかっている．消化管内を通過する物質に反応して，適切な消化管ホルモンを分泌し，消化活動や消化管の運動を促すはたらきを示したりしている．

　一方，膵臓は消化酵素である膵液を膵管に分泌する**外分泌腺**と，ホルモンを血管に分泌する**内分泌腺**とに分かれ，内分泌腺の多くは尾部に観察される．この膵臓の内分泌腺部を**ランゲルハンス島**という（図 11.6）．ランゲルハンス島には**グルカゴン**を分泌する **A(α)細胞**，**インスリン**を分泌する **B(β)細胞**，**ソマトスタチン**を分泌する **D(δ)細胞**などのホルモン分泌細胞が認められる．インスリンは血糖値の調節に重要なホルモンで，これらのホルモンの分泌異常，分泌調節障害は糖尿病の発症と深く関連する．

図 11.5　消化管ホルモン分泌細胞の位置と構造

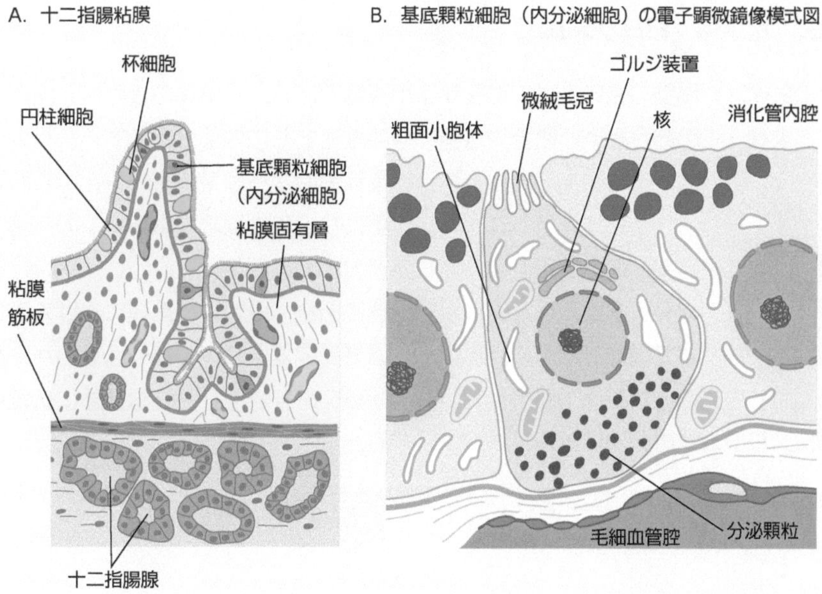

A. 十二指腸粘膜

- 杯細胞
- 円柱細胞
- 基底顆粒細胞（内分泌細胞）
- 粘膜固有層
- 粘膜筋板
- 十二指腸腺

B. 基底顆粒細胞（内分泌細胞）の電子顕微鏡像模式図

- ゴルジ装置
- 微絨毛冠
- 核
- 消化管内腔
- 粗面小胞体
- 毛細血管腔
- 分泌顆粒

図 11.6　膵臓ランゲルハンス島の組織

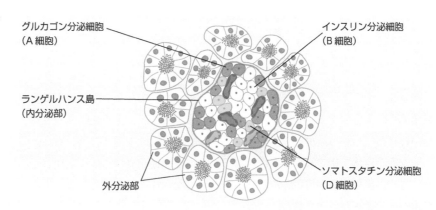

- グルカゴン分泌細胞（A 細胞）
- インスリン分泌細胞（B 細胞）
- ランゲルハンス島（内分泌部）
- ソマトスタチン分泌細胞（D 細胞）
- 外分泌部

F.　性腺：ライディッヒ細胞と卵胞・黄体から性ホルモンが分泌される

　性腺（精巣や卵巣）では，生殖細胞のみならずテストステロンやエストロゲンなどの性ホルモンを分泌する内分泌細胞が存在する.

　男性では精巣の曲精細管の間の疎性結合組織の中に，血管の近くに集団で存在するライディッヒ細胞からテストステロンが分泌される.

　一方，女性では卵巣の卵胞上皮細胞からエストロゲンが分泌され，また黄体からプロゲステロンが分泌される. これらは下垂体前葉からの性腺刺激ホルモン（LHとFSH）によって分泌調節を受け，性周期（卵巣と子宮内膜の周期的な変化）を引き起こす.

G. 松果体：概日リズム

松果体は，間脳の視床上部に位置する小器官である．松果体の表面は，脳軟膜に包まれ，この結合組織は血管や無髄神経線維とともに内部に侵入する．松果体内部は，松果体細胞とグリアからなり，松果体細胞からは**メラトニン**といわれるホルモンが分泌される．メラトニンは，下垂体からの性腺刺激ホルモンの分泌を抑制し，生殖器系に関与すると考えられる．

松果体は系統発生学上，**目と同じ光受容器**であり，魚類から鳥類にかけて実際に光受容器として機能している．哺乳類では光受容器としての機能はないが，目を通しての光刺激が視床下部の視交叉上核から交感神経を介して松果体に伝えられ，メラトニンの分泌に**概日リズム**が起こる．

11.2 ホルモンの分泌調節と作用

生体内での**ホメオスタシス**維持のためにさまざまな器官の機能が協調して調節される必要がある．神経系と内分泌系は調節を行うための情報伝達のおもな経路である．古典的に**ホルモン**とは内分泌器官から血管内（血液中すなわち体内）に分泌され，その血中濃度が上昇することで特定の作用を及ぼす情報伝達物質をいう．

神経は，その支配領域が限定的であるのに対して，ホルモンは，血中に放出され循環系により全身に運ばれる．このことからホルモンによる調節は**液性調節**ともいわれる．しかし，ホルモンが作用する細胞・組織は限定されていて，そのホルモンの受容体を持つ細胞のみがホルモンによる調節を受ける．したがって，全身のさまざまな部位で特定のホルモンに対する受容体を持つ細胞のみがホルモンによりその機能が調節される．

A. ホルモンの化学的性質と作用機序

ホルモンは，その化学的な性質により，大きく分けて**ペプチドホルモン**，**ステロイドホルモン**，**アミノ酸誘導体型ホルモン**に分けられ，ホルモンの化学的な性質によりそれらの作用機序も異なる．

ペプチドホルモンは，アミノ酸がペプチド結合した構造をもつ．合成時には，より大きな前駆体タンパク質として作られ，その一部が切り取られて生理活性をもつ．ステロイドホルモンは，コレステロールを原料として作られる．ステロイドホルモンを分泌する内分泌器官は，副腎皮質と性腺である．アミノ酸誘導体ホルモンはアミノ酸を原料として合成されるもので，副腎髄質から分泌されるカテコラミンと甲状腺ホルモンは，アミノ酸誘導体ホルモンに分類される．**脂溶性ホ**

図 11.7　ホルモンの
作用機序

A.　ペプチドホルモン，カテコラミン　　　B.　ステロイドホルモン，甲状腺ホルモン

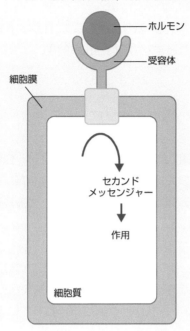

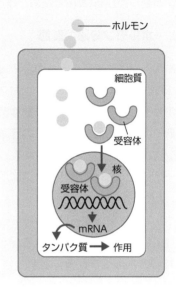

ルモンと水溶性ホルモンではその作用機序が異なる．

a.　水溶性ホルモン

　ペプチドホルモンとアミノ酸誘導体ホルモンであるカテコラミンは水溶性であり，脂質二重膜である細胞膜を通過することができない．これらホルモンの効果器である細胞では，細胞膜上に受容体があり，受容体にホルモンが結合するとセカンドメッセンジャーを介して細胞内に情報が伝わり，作用を示す（図 11.7A）．

　G タンパク質共役型受容体を介するホルモンは，cAMP をセカンドメッセンジャーにするものとリン脂質加水分解系，すなわちジアシルグリセロール，イノシトール三リン酸，カルシウムイオンなどをセカンドメッセンジャーにするものがある．それ以外に cGMP をセカンドメッセンジャーとするホルモン，受容体などのタンパク質がリン酸化されることにより，細胞内に情報が伝達されるホルモンもある．

　ペプチドホルモン（およびカテコラミンなど）は，ホルモンが受容体に結合するとその作用が現れるまでの時間が比較的短い．また，血中のこれらホルモンの半減期は比較的短いために，血中濃度の調節は，おもに分泌調節により行われる．

b.　脂溶性ホルモン

　ステロイドホルモンとアミノ酸誘導型ホルモンである甲状腺ホルモンは，脂溶性で細胞膜を拡散で通過することができる．受容体は細胞質内または核内にあり，ホルモンと受容体が結合するとホルモン−受容体複合体は，核内で転写調節因子

として作用し，特定の遺伝子(mRNA)の転写を調節する．遺伝子が翻訳されてタンパク質が合成されることによって作用を示す(図 11.7B)．

　ステロイドホルモンは，受容体に結合した後，転写，翻訳のプロセスに比較的長い時間がかかる(数時間)ため，作用が現れるまでの時間が比較的長い．

B.　ホルモン分泌の調節

　ホルモンはさまざまなメカニズムでその分泌が調節されている．

a.　刺激に対する反応

　ホルモンが調節している変数などの刺激による調節である．たとえば，血糖値の低下に反応してインスリンの分泌が起こり，血液浸透圧の上昇によりバソプレシン(抗利尿ホルモン)が分泌される．これらの分泌調節により血糖値，血液浸透圧を一定に保つフィードバック調節が行われる．

b.　上位ホルモンによる調節

　ホルモンを分泌する内分泌腺に作用し，その内分泌腺からのホルモンの分泌を促進，抑制する**ホルモンによる分泌調節**である．視床下部や下垂体前葉からは，これらのホルモンが分泌され，さらにフィードバック調節が行われている(図11.8)．

c.　フィードバック調節

　フィードバック調節では血中ホルモン濃度が調節の対象となる．ホルモン濃度が高くなりすぎたり，低くなりすぎたりせず，一定に保たれるための調節が**ネガティブ・フィードバック調節**である(図11.8)．また，女性において LH サージは

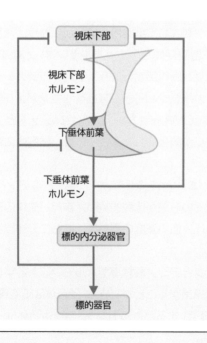

図 11.8　上位ホルモンとフィードバックによるホルモンの分泌調節

↓ 促進，⊥ 抑制

ポジティブ・フィードバックによって起こる（「10. 生殖と発生」参照）.

d. リズムによる調節

ホルモン分泌には**リズム**を示すものがある．副腎皮質ホルモン（糖質コルチコイド）は，早朝に分泌が亢進し，その後低下する明確な概日リズムがある．したがって，糖質コルチコイド濃度は概日リズムを考慮して判定する必要がある．成長ホルモンは夜に高値を示すが，これは概日リズムではなく，睡眠によるものである．松果体から分泌されるメラトニンも夜に高い値を示すが，これは光の影響である．また，女性においては性腺ホルモンの分泌に性周期がある．

C. 各内分泌器官から分泌されるホルモンの分泌調節と作用

a. 視床下部・下垂体系

(1)下垂体前葉ホルモンの分泌調節と作用　**下垂体前葉**からは，成長ホルモン（GH），プロラクチン（PRL），甲状腺刺激ホルモン（TSH），副腎皮質刺激ホルモン（ACTH），性腺刺激ホルモン（Gn）（卵胞刺激ホルモン（FSH）と黄体形成ホルモン（LH））が分泌されるが，**視床下部**からは，下垂体前葉ホルモン分泌を促したり，抑制したりするホルモンが分泌され，これらの分泌調節をしている（図11.9）.

①**成長ホルモン（GH）**：**成長ホルモン**は，視床下部のホルモンにより分泌調節がされ，生理的な分泌刺激は，睡眠，運動などである．成長ホルモンの作用は，成長ホルモンの直接作用と成長ホルモンが肝臓に作用して分泌される**インスリン様**

図 11.9　視床下部ホルモンと下垂体前葉ホルモン

↓ 促進作用

⊥ 抑制作用

GHRH：成長ホルモン放出ホルモン，PRLH：プロラクチン放出ホルモン，TRH：甲状腺刺激ホルモン放出ホルモン，CRH：副腎皮質刺激ホルモン放出ホルモン，GnRH：性腺刺激ホルモン放出ホルモン

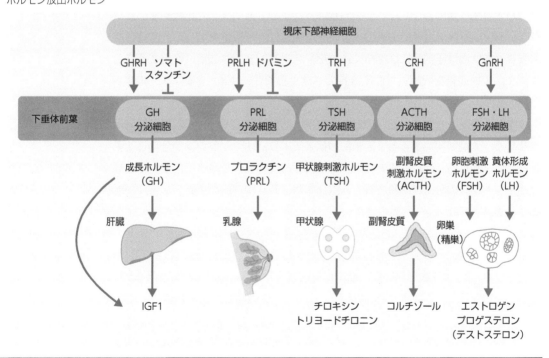

成長因子（IGF-1；別名：ソマトメジンC）を介するものがある．いずれも思春期終了（骨端線が閉鎖）まで軟骨の骨化による骨の伸長，タンパク質合成の亢進作用がある．成長ホルモン自身はインスリンの作用を弱めるはたらきや脂肪分解作用をもつが，IGF-1は，インスリン様作用，抗脂肪分解作用を示す．

②**プロラクチン（PRL）**：プロラクチンは，視床下部ホルモンにより分泌調節がされ，乳汁の合成と分泌を促すホルモンである．妊娠後期より分泌量が増え血中濃度が高くなるが，妊娠時はエストロゲンとプロゲステロンの濃度が高いため乳汁分泌は抑制されている．分娩後エストロゲンとプロゲステロンの濃度が低下するとプロラクチンにより乳汁分泌が促進される．しかし，授乳を継続せず止めると血中のプロラクチン濃度は低下する．また，プロラクチンは母性行動の発現に重要であることが示されている．

　甲状腺刺激ホルモン（TSH），副腎皮質刺激ホルモン（ACTH），性腺刺激ホルモン（FSH, LH）は，それぞれ，末梢の内分泌腺に作用し，フィードバック調節を介してホルモン分泌を調節するはたらきがある．

(2)下垂体後葉　　下垂体後葉から分泌されるバソプレシンとオキシトシンは，視床下部の室傍核，視索上核の神経細胞で産生され，その軸索の終末がある下垂体後葉から分泌される．

①**バソプレシン**：バソプレシンは，抗利尿ホルモン（ADH）ともいわれ，体液，特に浸透圧調節に重要なホルモンである．バソプレシン分泌の主要な刺激は脱水時にみられる体液の浸透圧の上昇である．バソプレシンは血液量の減少や血圧の低下にも分泌量が増えるが，これらの刺激は浸透圧の上昇に比べて比較的弱い．バソプレシンは腎臓集合管での水の再吸収を増加させて，尿量を減らし，濃縮した尿を排泄させ浸透圧調節にはたらく．また，バソプレシンは血管に作用することにより，末梢血管を収縮させ血圧維持にもはたらく（「5. 血液と体液」「9. 泌尿器系と腎機能」参照）．

②**オキシトシン**：オキシトシンのおもな作用は，分娩時の子宮筋の収縮と射乳反射である．分娩が開始すると子宮頸部の拡張により，オキシトシンが分泌して子宮筋を収縮させる．また，授乳時に赤ちゃんが母親の乳首を吸うことが刺激となりオキシトシンの分泌が誘発され，乳腺が収縮して乳腺内圧が上昇し，乳汁が射出される（射乳反射）．

b. 甲状腺

　甲状腺からは，**トリヨードチロニン**（T_3）と**チロキシン**（T_4）が分泌される．T_3の生理活性は，T_4より数倍高いが，血中に存在する甲状腺ホルモンの大部分はT_4である．視床下部-下垂体-甲状腺のフィードバック調節で分泌が調節されている．

　甲状腺ホルモンのおもな作用は，成長，特に中枢神経系の発達と代謝への作用

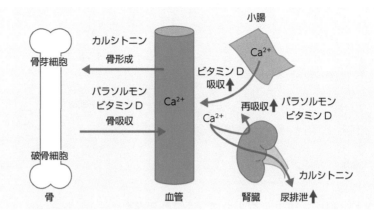

**図 11.10　ホルモンに
よる血漿カルシウム濃
度の調節**
カルシウム濃度の維持
にはビタミン D も重
要なはたらきをする.
→ 血中カルシウム濃
度を上昇させる
反応
→ 血中カルシウム濃
度を低下させる
反応

である. 甲状腺ホルモンは, 糖新生やグリコーゲン分解を促して血糖値を上昇さ
せ, さらに脂肪分解により遊離脂肪酸を上昇させ, 代謝量を増加させる. また,
代謝量の増加に伴い, 心拍数の増加や換気量の増加, 発汗などを伴う.

甲状腺機能亢進により甲状腺ホルモンが過剰に分泌される疾患をバセドウ病と
いう. 甲状腺機能が低下すると, 成人では粘液水腫, 基礎代謝の低下, 記憶力減
退, 徐脈などが起こる. 一方, 小児期では, 甲状腺機能低下により, 身体や知能
の発育に遅滞が起こる(クレチン病).

また, 甲状腺からは, 血中のカルシウム濃度を調節する**カルシトニン**が分泌さ
れる. カルシトニンは副甲状腺から分泌されるパラトルモンとは逆に血中カルシ
ウム濃度が高い時に分泌が亢進し, 骨形成を促進し, 腎臓からのカルシウムの排
泄を増加させて血中カルシウム濃度を低下させる(図 11.10).

c.　副甲状腺(上皮小体)

副甲状腺からは, **パラトルモン**が分泌される. パラトルモンは血中カルシウム
濃度が低下した時に分泌が亢進し, 血中カルシウム濃度を上昇させる. パラトル
モンは, 骨吸収, 腎臓でのカルシウムの再吸収を促すことにより低下した血中カ
ルシウム濃度を正常に戻す(図 11.10).

d.　膵島ホルモンと血糖調節

ランゲルハンス島の A 細胞からはグルカゴン, B 細胞からはインスリン, D
細胞からはソマトスタチンが分泌される. ランゲルハンス島の B 細胞から分泌
されるインスリンは血糖値の上昇に反応して分泌亢進が起こり, 体内での糖利用
を促進する. すなわち, 肝臓ではグリコーゲン産生と糖新生の抑制, 筋肉では糖
の取り込みとグリコーゲン産生, 脂肪組織では取り込んだ糖から中性脂肪の合成
促進・分解抑制が起こる(図 11.11).

グルカゴンは, 脂肪組織において中性脂肪の分解を促進させ血漿遊離脂肪酸濃
度を上昇させる. また, 肝臓ではグリコーゲン分解, 糖新生を促進する. これら
の作用は, インスリンとほぼ反対の作用であるが, 拮抗して分泌調節が行われて

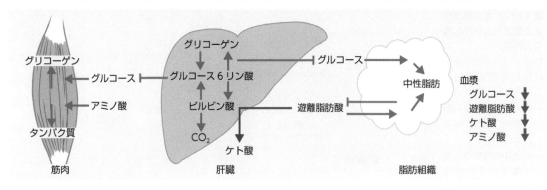

図 11.11　インスリンの作用
→　促進
─｜　抑制

いるわけではない．また，グルカゴンは膵島 B 細胞に作用してインスリン分泌を促す．

　血糖値を上昇させるホルモンは，成長ホルモン，甲状腺ホルモン，カテコラミン(副腎髄質ホルモン)，糖質コルチコイド(副腎皮質ホルモン)などがあるが，血糖値を低下させるホルモンはインスリンのみである．それゆえ，インスリンの作用が不十分であると糖尿病(高血糖症)を発症する．膵 B 細胞の荒廃により，インスリン分泌そのものが枯渇する 1 型糖尿病と肥満や遺伝的素因によりインスリン抵抗性(インスリンが効きにくくなる)が生じる 2 型糖尿病がある．

e.　副腎皮質

　副腎皮質は，**ステロイドホルモン**を分泌する．糖質コルチコイドであるコルチゾールの分泌は，視床下部から分泌される CRH，下垂体から分泌される ACTH により調節され，このシステムはフィードバック調節がされている．視床下部–下垂体–副腎軸は，ストレスにより活性化し，ストレス時には血中コルチゾール濃度も高くなる．コルチゾールのおもな作用は，肝臓での糖新生，筋肉でのタンパク質代謝，脂肪組織での脂肪の分解などの代謝の促進と抗炎症作用，抗ストレス作用である．

　電解質コルチコイドであるアルドステロンは副腎皮質から分泌されるが，ACTH による分泌調節ではなく，**レニン–アンギオテンシン–アルドステロン系**を介して分泌調節がされている．この系の律速はレニン活性の上昇であるが，レニンは体液量の減少や血圧の低下により分泌量が増加する．レニンが増えるとアンギオテンシノーゲンがアンギオテンシン I になり，転換酵素によりアンギオテンシン II がつくられ，これがアルドステロンの分泌を刺激する．アルドステロンは，腎臓の遠位尿細管でのナトリウムの再吸収を促すことにより，ナトリウム排泄量と尿量を減少させて体液量(細胞外液量)維持にはたらく(「5.　血液と体液」「9.　泌尿器系と腎機能」参照)．

　また，副腎皮質からは男女を問わず男性ホルモンであるデヒドロエピアンドロステロン(DHEA)が分泌される．

f. 副腎髄質

副腎髄質からは，カテコラミンであるアドレナリンとノルアドレナリンが分泌される．副腎髄質は交感神経の節後線維のように交感神経の節前線維の支配を受け，節前線維から放出されるアセチルコリンにより，その分泌が刺激される．交感神経活動が上昇するようなさまざまなストレスに応答して分泌が増える．これらホルモンの作用は，交感神経の作用とほぼ同様である(p.138 表 12.1 参照)．

g. 性腺

性腺ホルモンについては，「10. 生殖と発生」の章を参照のこと．

h. 消化管

ガストリンは，幽門前庭部に存在する G 細胞から分泌される．胃内に食物が入ることが刺激となり，胃酸の分泌，消化酵素であるペプシノーゲンの分泌，胃運動を促進する．

セクレチンは，十二指腸に胃酸により酸性になった糜粥 が流入すると十二指腸 S 細胞から分泌される．セクレチンは，膵臓から重炭酸イオンの分泌を促し，十二指腸内容物を中和して，消化酵素が至適 pH に近い環境で作用するようにする．

コレシストキニンは，十二指腸に栄養物が到達すると十二指腸 I 細胞から分泌され，膵液(消化酵素を含む)分泌を促すとともに胆嚢を収縮させて胆汁の十二指腸への排出を促し，界面活性物質である胆汁酸のはたらきにより小腸での脂肪の消化を促す．

グレリンは，主として胃内分泌細胞から分泌され，成長ホルモン，プロラクチンの分泌を促す作用がある．また，グレリンは絶食により血中濃度が上昇し摂食行動を誘発し，摂食後に血中濃度が低下する．コレシストキニンやインスリンなど摂食に関連して分泌されるホルモンの多くは摂食抑制にはたらくが，グレリンはこれまでに知られている唯一の摂食亢進を促す末梢ペプチド(ホルモン)である．

インクレチンとは，栄養素の摂取により消化管から分泌されインスリン分泌を促進する消化管ホルモンの総称である．現在おもなインクレチンとして胃抑制ペプチド(gastric inhibitory peptide：GIP)とグルカゴン様ペプチド 1(GLP-1)が同定されている．これらのホルモンは，インスリン分泌を促す．インクレチンの作用を応用した糖尿病治療薬(インクレチン関連薬)が国内外で広く使用されている．

i. 脂肪組織

脂肪組織は，単なる脂肪の貯蔵場所ではなく，さまざまなホルモン様物質を分泌していることが明らかになってきた．レプチンは，脂肪細胞から分泌され，脂肪量が多いほど血中レプチン濃度が高くなる．レプチンは視床下部に作用し，摂食抑制作用と代謝亢進作用を示し，体脂肪量を減少させる．すなわち，レプチンは脂肪量をネガティブ・フィードバックで調節している．また，レプチンは生殖

機能と密接に関連し，過度の体重減少による視床下部性無月経はレプチン分泌の低下がその原因である可能性が高い．

脂肪組織からは，アディポネクチンも分泌され，細胞への糖取り込み促進作用，脂肪酸の酸化，インスリン受容体の感受性を上げる作用が報告されている．

j. その他

心房性ナトリウム利尿ホルモン(ANP)は，血液量増加により心房の伸展度が上昇することにより心房筋細胞から分泌される．ナトリウム排泄量を増加させて，体液調節にはたらく．

メラトニンは，光環境に応じて**松果体**から分泌されるホルモンで，夜に分泌が増加する．メラトニンは，内因性の同調因子として生体リズム調節にはたらき，睡眠を促すなどのはたらきが知られている．メラトニン分泌は加齢に伴い低下することが知られている．

［問題］ ホルモンの分泌についての記述である．正しいのはどれか．
(1) 血中カルシウム値の低下は，カルシトニンの分泌を促進する．
(2) 血糖値の低下は，インスリンの分泌を促進する．
(3) ストレスに曝露されると，糖質コルチコイドの分泌が増加する．
(4) 血漿浸透圧が上昇すると，バソプレシンの分泌が減少する．
(5) 腎血流量が低下すると，レニンの分泌が減少する．

［平成 28 年度栄養士実力認定試験問題 11］

---

12. 神経系

12.1 神経による制御のしくみ

体の内外からの情報は，感覚器で受容され，そこからの信号が神経系で処理されて意識に上る．また，あらゆる動作，運動の基礎である骨格筋の収縮も，まず運動神経から送られる信号で始まり，多くの筋を動員して時間的，空間的に調和のとれた身体活動を実現している．さらに，ホメオスタシスの維持にも神経系（自律神経）は重要な役割を担っている．

A. 神経が情報を伝えるしくみ

多細胞生物は情報の伝達・処理のために脳を進化させてきたが，ヒトでは特にその発達が著しく，私たちの脳は数百億の**ニューロン**（神経細胞）で構成されている．ニューロンの役割は，**シナプス**（2.2D 参照）を介して受け取る他のニューロンからの信号を処理して，その結果を軸索を伝導する信号として運び，その信号をシナプス接続している次のニューロンへ伝達することである．

ニューロンの信号は，細胞膜内外の**電位差変化**である．ふだん細胞内は細胞外に対して−60 mV 〜−90 mV の静止電位をもっている．細胞が興奮すると，この電位は短時間（数ミリ秒）プラスに逆転（脱分極）したあと，再び静止電位にもどる（再分極）．この電位変化を**活動電位**という．

活動電位が軸索を伝導して神経終末まで達すると，そこで神経伝達物質がシナプス間隙に放出される．神経伝達物質が受容体に結合することで，次のニューロンに信号が伝わる．神経伝達物質はそれぞれのニューロンに特有で，カテコールアミン，アミノ酸，ペプチドなどさまざまな物質が神経伝達物質としてはたらいている．シナプスには，次のニューロンの興奮を促す興奮性シナプスと，次のニューロンの興奮を抑える抑制性シナプスがある．神経回路内ではこの興奮と抑

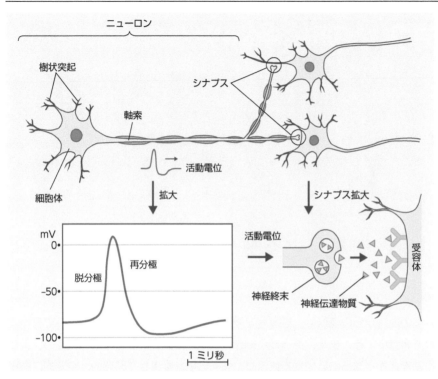

図 12.1　神経細胞の
電気活動とシナプス

制が組み合わされて情報処理が行われている（図 12.1）.

B.　動きの調節

　脊髄にある α−運動ニューロンの興奮（活動電位）が骨格筋（神経筋接合部）に達する
と伝達物質（アセチルコリン）が放出され，筋線維上に活動電位が発生し，それが伝
播し，張力が発生する．1 つの筋は複数（数十〜数百）の α−運動ニューロンの支配
を受けている．1 本の α−運動ニューロンとそれが支配する筋線維を合わせて運
動単位という（p.25 参照）.

a.　反射

　熱いものに触れると思わず手が引っ込む．このように意識とは無関係に，特定
の感覚入力に対して特定の動作が起こることを反射という．最も簡単な反射はシ
ナプスが 1 つだけの伸張反射で，ひざ小僧（膝蓋腱）をたたくと下腿がもち上がる
膝蓋腱反射がよく知られている（図 12.2）.伸張反射の感覚受容器は筋紡錘である.
筋紡錘は結合組織の嚢に包まれた数本の筋線維からなり，求心性感覚神経が支配
している．筋紡錘の役割は筋の長さとその変化を検出することで，筋紡錘が引き
伸ばされると求心性線維に活動電位が生ずる．筋伸張によって発生した筋紡錘か
らの信号は伝導速度の非常に速い（100 m／秒）求心線維を伝わって脊髄へ送られ
る．この神経線維は伸張された筋を支配する α−運動ニューロンに直接シナプス
接続して，そのニューロンを興奮させる．α−運動ニューロンの興奮により伸張

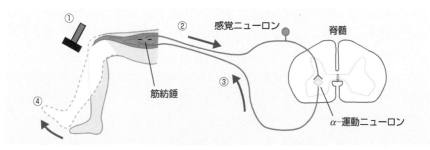

図 12.2　伸張反射
①膝蓋腱を叩くと筋肉が引っ張られ，②筋紡錘からの信号が求心性経路から脊髄へ送られ，③信号が遠心性経路を伝わり，④筋肉を収縮させることで下腿がもち上がる．

された筋（この場合は大腿四頭筋）が収縮し，筋をもとの長さにもどそうとし，下腿がもち上がる．つまりこの反射は筋の長さを一定に保つようにはたらく．たとえばまっすぐに立っているとき，体が前に傾くとふくらはぎの下腿三頭筋が引き伸ばされ，伸張反射がはたらいて張力を発生し，傾いた体をもとにもどす．

b.　相反神経支配

　一般に，伸張反射は姿勢を保持するときにはたらく筋（抗重力筋）でよく発達している．ところが，たとえば上腕二頭筋を収縮して腕を曲げると伸筋の上腕三頭筋は伸ばされる．もし伸筋に伸張反射がはたらくと腕を曲げる動作を妨げることになるが，実際にはそのようなことは起こらない．ある筋が収縮しようとするときには，拮抗筋のα−運動ニューロンが抑制されて，伸張反射が起こらないようになる．これを**相反神経支配**という（図 12.3）．

c.　随意運動の指令

　以上のような反射は意思とは無関係に起こる．一方，随意運動の指令は**大脳皮質連合野**から生ずる．そこから信号は大脳皮質でも特に運動に関係した領域（運動野，運動前野，補足運動野など）へ伝えられる．**運動野**からは体の特定の部位を支配する信号が出される．つまり，運動野も体性感覚野と同じように体部位再現が見られる．

　大脳基底核も運動遂行に重要で，この部位の障害により急速で不規則な「ダン

図 12.3　相反神経支配のメカニズム

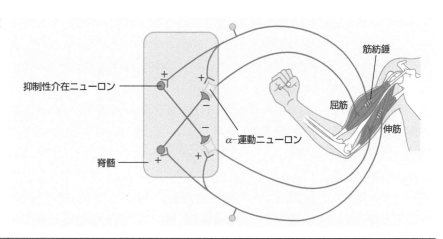

ス」様の運動をする舞踏病，絶えずゆっくり身もだえする運動の続くアテトーゼなどが起こる．高齢者に出現するパーキンソン病も大脳基底核障害で，特にドパミンを伝達物質とするニューロンが変性する．

　小脳は運動の調節，学習に重要である．小脳の障害では安静にしている限り異常は見られない．しかし，運動を始めると，目を閉じて立てなくなる(バランス異常)，伸張反射の亢進または低下，指で物に触ろうとしても目標からずれ，目標の前後を振動するといった症状が起こる．このように小脳のはたらきには感覚信号が重要であり，小脳の基本的な役割の1つは意図した運動のプランと感覚系から得られる実際の運動状況を比較してずれを矯正することであると考えられている．

C. 自律神経は内臓のはたらきを自動的に調節する

　ホメオスタシス維持のために意思とは無関係に常にはたらくのが自律神経系である．自律神経の末梢遠心路は交感神経系と副交感神経系の2つがある．

a. 交感神経系と副交感神経系

　交感神経系は，脊髄の近くに並ぶ神経節にある節後ニューロンが長い軸索を伸ばして各臓器を支配する(図12.4の左)．節後ニューロンは胸・腰髄の中間質外側核の節前ニューロンからシナプス入力を受ける．

　一方，副交感神経系は，脳幹あるいは仙髄にある節前ニューロンが各臓器まで長い軸索を送り，臓器近傍にある神経節で節後ニューロンにシナプス接続する(図12.4の右)．

　交感神経，副交感神経系とも上位脳の支配下にあり，その調節には特に脳幹と視床下部が重要である．交感神経の節後ニューロンの終末からはノルアドレナリン(汗腺だけはアセチルコリン)，副交感神経の節後ニューロンの終末からはアセチルコリンが分泌されて効果器に作用する．ただしこれ以外に種々のペプチドなども分泌され，微妙な調節にあたっている．

b. 臓器の二重支配

　一般的に，1つの臓器は交感神経系と副交感神経系の両方の神経系から二重の支配を受けており，拮抗的な影響を受ける．交感神経は主として種々の機能を身体活動に適した状態にするようにはたらき，副交感神経は休息に適した状態にするようにはたらく(表12.1)．

　自律神経系のはたらきは反射弓が基本にある．感覚器からの信号が中枢神経系に送られ，それに応じて内臓効果器に適当な反応を起こす遠心性信号が送り出される．

c. 視床下部の役割

　視床下部は体内外からの情報を感覚神経から受け，またホルモンの情報も血流を介して受け取る．視床下部はそれらの情報を処理して，交感神経系，副交感神

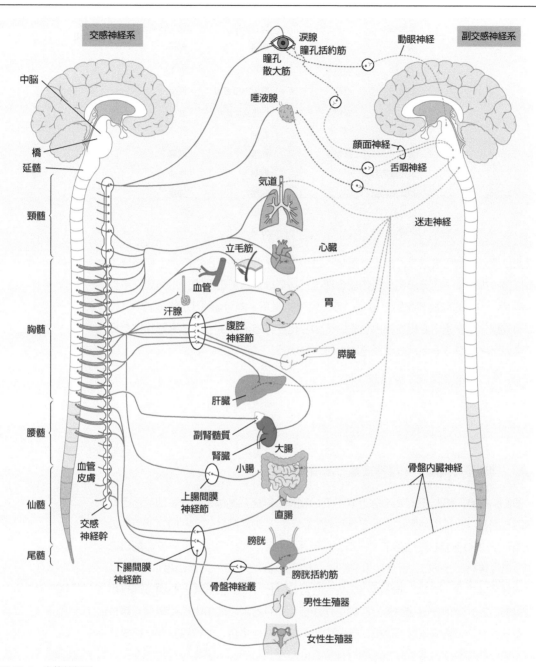

交感神経系 副交感神経系

涙腺
瞳孔括約筋 動眼神経

瞳孔
散大筋

中脳

唾液腺

橋
延髄

顔面神経
舌咽神経

頸髄

気道

迷走神経

胸髄

立毛筋

心臓

血管

汗腺

胃

腹腔
神経節

膵臓

肝臓

腰髄

副腎髄質

大腸

腎臓

小腸

血管
皮膚

骨盤内臓神経

仙髄

上腸間膜
神経節

直腸

尾髄

交感
神経幹

膀胱

下腸間膜
神経節

膀胱括約筋

骨盤神経叢

男性生殖器

女性生殖器

図 12.4　自律神経系

交感神経：
———　節前線維，
———　節後線維，
副交感神経：
----------　節後線維，
----------　節前線維

支配器官		交感神経	副交感神経
眼	瞳孔	散瞳	縮瞳
心臓	心拍数	増加	減少
	心筋	収縮力の増加	減少
	洞房結節と伝導系	伝導速度増加	減少
血管		収縮	—
肺	気管支	拡張	収縮
消化管活動		抑制	亢進
膀胱括約筋		収縮	弛緩
立毛筋		収縮	—
汗腺		分泌	—

表 12.1 自律神経の支配効果

経系に遠心性信号を送り，また下垂体へホルモンを分泌する．このように視床下部は自律神経系・内分泌系両者の統合部位としてはたらくことで，ホメオスタシス維持に中心的な役割を果たしている．自律神経系・内分泌系の反射の多くは，ある物理・化学量の変化を検出して，その変化を打ち消すように効果器がはたらくネガティブフィードバックが基本となっている．

12.2 神経系の構造

A. 神経系の構成：中枢神経系と末梢神経系

運動，感覚，情動(喜怒哀楽)などすべての精神・神経活動は，ニューロンとそれを取り囲むグリアの活動によって行われている．この活動はニューロンどうしの連絡(シナプス)を介して他のニューロンへ伝えられていく．コンピュータの配線のように複雑なニューロンどうしの連絡は，神経回路(ネットワーク)といわれている．

神経系はニューロン，神経回路の集合したコンピュータの本体ともいうべき中枢神経系と，体のすみずみまでこの信号が伝えられるよう体の中にくまなく張りめぐらされた神経線維ならびにニューロンの細胞体が集合した神経節から構成される末梢神経系から成り立つ．中枢神経系は脳を入れている頭蓋骨と脊髄を入れている椎骨という骨により保護されている(図 12.5，p.20 図 3.4 参照)．

神経系 ┬ 中枢神経系(脳と脊髄)
　　　 └ 末梢神経系(脳神経と脊髄神経)

図 12.5　脳と脊髄，脊髄神経

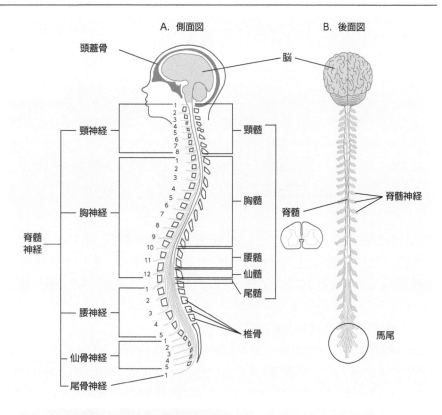

図 12.5　脳と脊髄，脊髄神経

A. 側面図

B. 後面図

頭蓋骨

脳

頸神経

頸髄

胸神経

胸髄

脊髄神経

脊髄

脊髄神経

腰髄

仙髄

尾髄

腰神経

椎骨

仙骨神経

馬尾

尾骨神経

B.　中枢神経系：脳と脊髄からなる

a.　脳室と脳脊髄液：脳の中にある小部屋と水

　脂質に富み柔らかい脳や脊髄が骨の中(頭蓋腔，脊柱管)で形を保っていられるのは，この腔の中が脳脊髄液(リコール)という液体で満たされているためである．脳や脊髄は硬い骨で守られた腔の中の液に浸った状態で存在している．

　脳脊髄液は脳を取り囲む3つの膜，髄膜(外側から硬膜，クモ膜，軟膜，図 12.6)のうち，クモ膜と軟膜の間(クモ膜下腔)に存在する．クモ膜下出血とは，クモ膜下

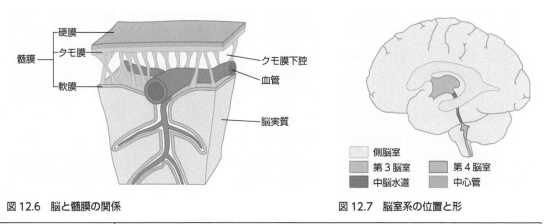

硬膜

クモ膜

髄膜

軟膜

クモ膜下腔

血管

脳実質

図 12.6　脳と髄膜の関係

側脳室
第3脳室
中脳水道
第4脳室
中心管

図 12.7　脳室系の位置と形

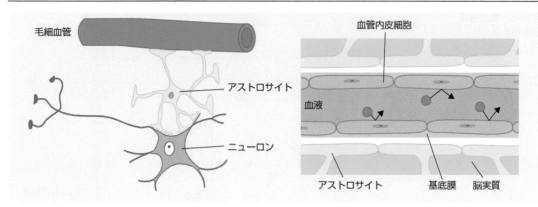

血管内皮細胞

毛細血管

アストロサイト

ニューロン

血液

アストロサイト　　　基底膜　脳実質

図 12.8　血液脳関門
の構成

腔にある血管にコブ(動脈瘤)ができ，これが破れて出血することをいう.

　脳室といわれる脳の中にある腔(側脳室，第3脳室，中脳水道，第4脳室)，および
脊髄の中心管も脳脊髄液で満たされている(図 12.7)．第4脳室にはクモ膜下腔と
つながる3つの穴がある.

b.　血液脳関門：毒物は通さない関門

　脳には血管内(血液)のものをむやみに脳内へ通さない「関所」ともいうべき血液
脳関門がある(図 12.8)．肝臓の病気で全身が胆汁色素により黄色くなる黄疸でも
脳は黄色くならないのはこのためである．また栄養素(アミノ酸類)の脳内への取
り込みにも選択的な関門がある．構造的には，脳血管とグリアの1つであるア
ストロサイト(星状膠細胞)がこの関門をつくっている.

朝食の糖質は脳に活力を与える

エネルギー産生栄養素である糖質，脂質，タンパク質は，いずれも体のエネ
ルギー源となる．しかし脳はグルコースのみをエネルギー源とする点が，他
の臓器と異なる．脳は眠っている間にもさかんに活動し，エネルギーを消費
している．眠っている間は，脳の活動に必要なエネルギー供給源は，肝臓に
貯蔵されているグリコーゲンに頼らなければならない．朝，目覚めたときに
は肝臓のグリコーゲンは底をついた状態になっているので，朝食をとってエ
ネルギーを補給しなければならない.

---

c.　脳

　成人の脳は，ピンクがかった灰白色をし，およそ 1,300 g の重さがあり，表
面にクルミの実のように「シワ」をもつ．脳のうち最も上方にあり左右1対をな
すものを大脳半球(終脳)という．その下には脳幹(間脳* ・中脳・橋・延髄)と，後方
に大きく発達した小脳がある．脳幹の下方は脊髄へとつながっている.

＊間脳を脳幹に入れな
い場合もある.

図 12.9　大脳半球の
左側面と機能局在

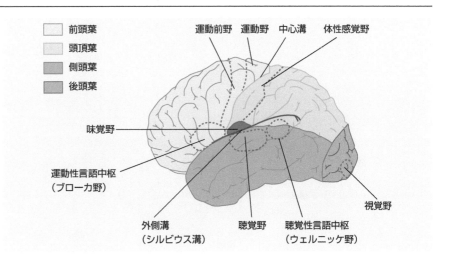

前頭葉
頭頂葉
側頭葉
後頭葉

運動前野　運動野　中心溝　体性感覚野

味覚野

運動性言語中枢
（ブローカ野）

外側溝
（シルビウス溝）

聴覚野

聴覚性言語中枢
（ウェルニッケ野）

視覚野

d.　大脳半球

　大脳半球の表面のシワは脳回（のうかい）といわれ盛り上がった部分となり，脳溝（のうこう）という深いミゾにより境されている．これらの溝により大脳半球は，**前頭葉，頭頂葉，側頭葉，後頭葉**に分けられ，言語，記憶，思考，感覚認識，随意運動などの機能と一致した領域（野という）が脳表面で明らかにされている（図 12.9）．

　上から見ると，左右の大脳は**大脳縦裂**という深い裂隙で分けられる．左右の大脳半球では分業が行われている．手足などへつながる神経は途中で左右交叉しているので，左大脳半球は右半身を，右大脳半球は左半身を支配している．大脳半球の外側にはニューロンの集まった**大脳皮質**（灰白質（かいはくしつ））が，内側には神経線維が集合した**大脳随質**（白質）がある．白質の中にはいくつかのニューロン集団があり**大脳基底核**という．大脳基底核に障害があると，スムーズな運動が困難になる．

e.　小脳

　小脳はカリフラワーのような外観を呈し，大脳の下面で脳幹の背部に位置している．表面には大脳皮質よりさらに細かいシワが存在する．小脳は生命維持には直接関係しないが，随意運動や安定した姿勢を調節する中枢がある．脳血管障害・脳腫瘍などで小脳が障害を受けると筋の協調が保てなくなり，姿勢を維持することができず酔っ払ったような歩行となる．

f.　脳幹

* p.140 注

　成人では長さが約 7 cm，直径が母指程度の大きさがあり，**間脳***，**中脳**，**橋**，**延髄**に区分される（図 12.10）．大脳と脊髄との神経線維の連絡路であるとともに多数の神経細胞の集合する**神経核**が存在する．

(1)間脳　　左右の大脳半球の間に位置し，感覚情報を大脳皮質へ中継する**視床**と，体温，体液バランス，代謝，内分泌など自律神経系のコントロールを行う**視床下部**に分けられる．

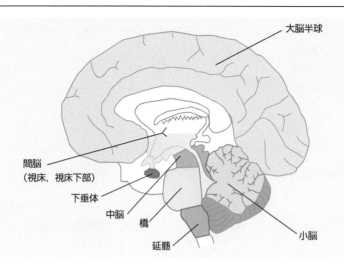

図12.10　脳の矢状断面

大脳半球

間脳
（視床，視床下部）

下垂体

中脳

橋

延髄

小脳

(2)中脳　　間脳の下に位置する小さな部位で，大脳から脊髄までの神経線維が通る**大脳脚**がある．背側に突き出す4つの「コブ」は**四丘体**といい，2つの上丘と2つの下丘からなり，それぞれ視覚や聴覚による反射に関与する．

(3)橋　　中脳の下に位置し，小脳へ神経線維を送っている．呼吸調節にかかわる中枢がある．

(4)延髄　　脳幹の最も下方に位置する．生命の維持に不可欠な呼吸・循環の中枢がある．

脳の発達と栄養

胎児の時期，ニューロンがたくさん分裂して増え，脳が大きくなる時期に栄養不良，特にタンパク質と糖質の不足が起こってくると，ニューロンが分裂できなくなり脳が小さくなる．この結果，頭周囲が小さくなり，1歳から10歳までで10%ほど小さくなり，知能指数も低下する．これはシナプスをつくる樹状突起にあるとげが減少するためと考えられている．また，酸素欠乏はニューロンを破壊させる．いったん破壊されたニューロンは再び再生することはない．

---

g.　脊髄

脊髄は，脳幹から下方へ続く，成人で約40〜50cmの長い円柱状の臓器である（図12.11）．脳と同じく**髄膜**で覆われ，クモ膜下腔には**脳脊髄液**が入っている．

脊髄には，皮膚，筋肉にある感覚を受ける装置からの信号が送られる．この信号は脊髄の反射中枢にはたらき，体の筋肉に対して反射活動を引き起こす信号が出される．また脊髄には感覚の信号が脳へ向かう**求心性連絡路**と，運動の信号が脳から脊髄へ向かう**遠心性連絡路**が走っている．

図 12.11　脊髄の断面

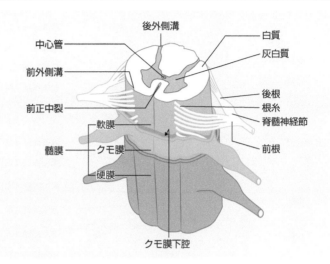

後外側溝
中心管
前外側溝
前正中裂
軟膜
髄膜
クモ膜
硬膜
クモ膜下腔
白質
灰白質
後根
根糸
脊髄神経節
前根

C.　末梢神経系：脳神経と脊髄神経からなる

　末梢神経系は，中枢神経系の外部にあって，神経線維（末梢神経）とニューロンの集まった神経節とからなる．脳からは 12 対の末梢神経（脳神経）が，脊髄からは 31 対の末梢神経（脊髄神経）が出入りする．末梢神経は，体の各部と中枢とを連絡する神経系である．感覚信号を末梢から中枢神経系へ伝える末梢神経を**感覚神経**，運動信号を中枢から末梢へ伝える末梢神経は**運動神経**という．

末梢神経 ┬ 体性神経（感覚神経，運動神経）
　　　　 └ 自律神経（交感神経，副交感神経）

　これら 2 つの神経は**体性神経**といわれ，外界に対してはたらく神経系である．このほか，平滑筋，心臓，分泌腺などの内臓（内界）に対してはたらくのが**自律神経**であり，これには**交感神経**と**副交感神経**がある．ほとんどの臓器は交感神経系と副交感神経系の両方の支配を受けている．交感神経系と副交感神経系は同じ臓器に対して相反する効果（拮抗効果）をおよぼす．

a.　脳神経：脳から出入りする 12 対の神経

　脳神経は左右 12 対あり，おもに頸部より上の頭部を支配している（図 12.12，表 12.2）．第 X 脳神経である迷走神経は胸部・腹部までのびて内臓を支配している．脳神経は脳の前部から出入りする順に番号がつけられているが，それぞれの脳神経はそのはたらきから，感覚，運動，混合（副交感神経と感覚，運動神経が混在する）神経に分けられる．

b.　脊髄神経：脊髄から出入りする 31 対の神経

　脊髄神経は，脊髄から出た神経線維によって形成され，頸神経 8 対，胸神経 12 対，腰神経 5 対，仙骨神経 5 対，尾骨神経 1 対の合計 31 対からなる（図 12.5 参照）．

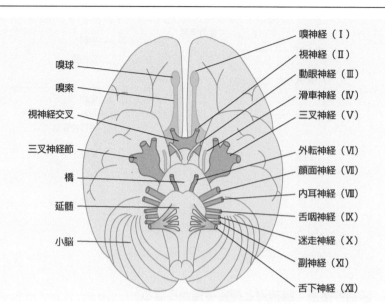

図 12.12　脳底から見た脳神経

嗅神経（Ⅰ）
視神経（Ⅱ）
動眼神経（Ⅲ）
滑車神経（Ⅳ）
三叉神経（Ⅴ）
外転神経（Ⅵ）
顔面神経（Ⅶ）
内耳神経（Ⅷ）
舌咽神経（Ⅸ）
迷走神経（Ⅹ）
副神経（Ⅺ）
舌下神経（Ⅻ）

嗅球
嗅索
視神経交叉
三叉神経節
橋
延髄
小脳

表 12.2　脳神経

名称	標的器官と神経の種類
Ⅰ　嗅神経	鼻粘膜からの嗅覚を大脳に伝える感覚神経
Ⅱ　視神経	眼球の網膜からの視覚を視床を通して大脳に伝える感覚神経
Ⅲ　動眼神経	眼球を動かす筋を支配する運動神経と，瞳孔の大きさ・水晶体の厚さを調節する副交感神経からなる混合神経
Ⅳ　滑車神経	眼球を動かす筋を支配する運動神経
Ⅴ　三叉神経	顔の皮膚，鼻腔・口腔の粘膜からの感覚を脳へ伝える感覚神経と，下顎を動かす筋（咀嚼筋）を支配する運動神経からなる混合神経
Ⅵ　外転神経	眼球を動かす筋を支配する運動神経
Ⅶ　顔面神経	顔の表情をつくる筋（表情筋）を支配する運動神経，涙腺・唾液腺の分泌を調節する副交感神経および舌から味覚を伝える感覚神経からなる混合神経
Ⅷ　内耳神経	内耳の聴覚器・平衡覚器からそれぞれ聴覚・平衡覚を伝える感覚神経
Ⅸ　舌咽神経	唾液の分泌を調節する副交感神経と，舌から味覚を伝える感覚神経からなる混合神経
Ⅹ　迷走神経	内臓（消化管の運動など）を支配する副交感神経と，内臓からの感覚情報を脳へ伝える感覚神経からなる混合神経
Ⅺ　副神経	胸鎖乳突筋や僧帽筋を支配する運動神経
Ⅻ　舌下神経	舌の筋を支配する運動神経

【問題】　神経についての記述である．正しいのはどれか．
(1) 中枢神経系は，脳神経と脊髄神経から構成される．
(2) 交感神経が優位になると，血圧が低下する．
(3) 副交感神経の働きにより，膵液分泌が促進される．
(4) 視床下部には，呼吸中枢がある．
(5) 延髄には，食欲中枢がある．

［平成 30 年度栄養士実力認定試験 15］

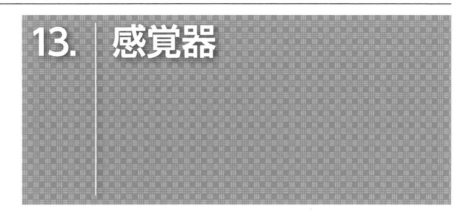

13. 感覚器

13.1 感覚器の構造

A. 視覚：眼球によって光の情報を取り入れている

光の情報は，眼球の網膜によって受容され，視神経を通って脳内の中枢に伝えられる．眼球の外壁は3層(外膜，中膜，内膜)の膜構造を示す(図13.1A)

a. 外膜(眼球線維膜)：眼球外膜の最外層で角膜と強膜からなる

(1)角膜　眼球前方約6分の1に凸彎する透明部で，外界の光を効率よく集める．角膜の前面は角化しない重層扁平上皮(角膜上皮)でつくられているため光をよく通す．また，角膜には血管が存在しないため移植に適している．

(2)強膜　眼球外層約6分の5を占め，血管が少なく，錯走する膠原線維が多いため白くみえる．強膜は眼球保護膜であり，眼球の形状を一定に保っている．

図13.1　視覚器(眼球)の全景と，網膜の10層構造
[B：標本 京都府立医科大学，撮影 森田規之，解剖生理学実習(森田規之ほか編)，p.35，講談社(2015)]

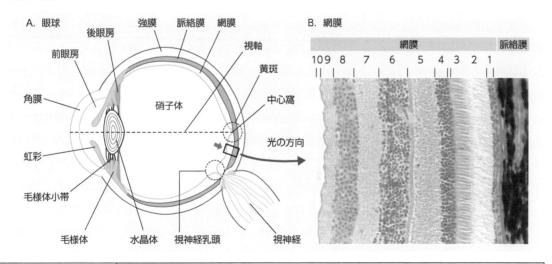

b. 中膜(眼球血管膜)：脈絡膜と前方に突出した毛様体，虹彩とからなる
　臨床的にブドウ膜といわれる.

(1)脈絡膜　　毛細血管と色素細胞に富み，赤黒くみえる(図 13.1B)．メラニン色素により眼球内部を暗くし，毛細血管が眼球内膜を栄養する.

(2)毛様体　　脈絡膜の前方に突き出す肥厚部で，内部に平滑筋性の毛様体筋がある．毛様体の内側面には多数の毛様体突起が出ている．この突起から細い線維が起こり，毛様体小帯(チン小帯)として水晶体と連結する．また，毛様体上皮は眼房水を産生し，後眼房に向かって分泌している.

(3)虹彩　　毛様体から続く環状の膜構造物で，水晶体の前に位置し，中央の光を通す瞳孔を取り囲んでいる．虹彩により，水晶体と角膜の間の空間(眼房水を含む)は，前眼房と後眼房に分けられる.

c. 内膜(眼球内膜)：網膜で，胎生期に脳の一部が突出したもの(眼杯)から分化する

(1)網膜　　眼球壁の最内層で，さまざまな細胞が規則正しく並び，10 層をなす(図 13.1B).

(2)視細胞　　網膜には，杆(状)体細胞と錐(状)体細胞といわれる 2 種類の視細胞がある(図 13.2)．それぞれの視細胞の突起部は杆体と錐体といわれる．杆体は明暗を，錐体は色の情報を認識する.

(3)視神経　　網膜の神経線維は，網膜最内層を通って視神経乳頭に向かって集まり，ここで強膜を貫いて眼球を出る．視神経乳頭は，視細胞を欠くため光を感受することができない(マリオットの盲点)．視神経乳頭の外側 4 〜 5 mm の位置に，黄色っぽい領域(黄斑)があり，その中心に軽いくぼみ(中心窩)がある．ここは視細胞の錐体が密集しているため，注視をするときに視野の中心(視軸)になって高い視力を得る.

d. 水晶体

　水晶体は前後両面が凸レンズであり，表面には毛様体突起からの毛様体小帯が付着する．毛様体小帯が引っ張られたり緩んだりすることで水晶体の厚さが変わり遠近調節する.

図 13.2　視細胞

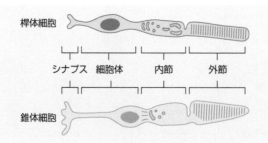

図 13.3　外眼筋の構造（右眼）

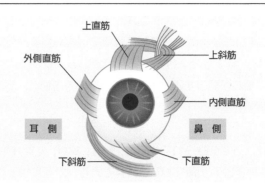

上直筋
外側直筋
上斜筋
内側直筋
耳側
鼻側
下斜筋
下直筋

e. 硝子体（しょうしたい）

水晶体の後方にありゼリー状の物質である．眼球内の大半を占める．

f. 外眼筋（がいがんきん）

眼球の強膜には6つの**外眼筋**が付着して，これらの筋の収縮によって眼球運動がもたらされる．上直筋（じょうちょくきん），下直筋（かちょくきん），内側直筋（ないそくちょくきん），外側直筋（がいそくちょくきん），上斜筋（じょうしゃきん），下斜筋（かしゃきん）であり，3本の脳神経（動眼神経（どうがん），滑車神経（かっしゃ），外転神経（がいてん））によって支配される（図13.3）．

g. 涙器（るいき）

涙腺（るいせん）は眼球の上外側に存在する．涙は角膜の表面を覆い，乾燥を防ぎ保護する．涙腺から分泌された涙は内眼角（ないがんかく）に集まり，涙点（るいてん）から鼻涙管（びるいかん）を通って鼻腔（びくう）に入る．

B.　聴覚，平衡覚：耳の中にある2つの迷路がかかわる

巧みに音と加速，回転を感じ分ける．聴覚と平衡覚の2つの感覚を受容する耳は，**外耳**（がいじ），**中耳**（ちゅうじ），**内耳**（ないじ）からなる（図13.4）．

a. 外耳

音を集め鼓膜に伝える伝音部で，**耳介**（じかい）と**外耳道**からなる．

図 13.4　外耳，中耳，内耳の構造と耳小骨

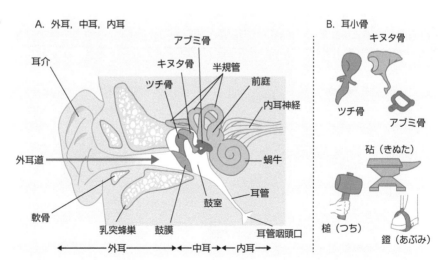

A. 外耳，中耳，内耳

耳介
ツチ骨
キヌタ骨
アブミ骨
半規管
前庭
内耳神経
外耳道
蝸牛
軟骨
耳管
乳突蜂巣
鼓膜
鼓室
耳管咽頭口
外耳
中耳
内耳

B. 耳小骨

キヌタ骨
ツチ骨
アブミ骨
砧（きぬた）
槌（つち）
鐙（あぶみ）

(1)耳介　弾性軟骨が骨組みとなっているが，耳垂(みみたぶ)には軟骨がない.

(2)外耳道　わずかにS状にカーブして鼓膜に行きあたる. 外耳道は外耳孔から3分の1は軟骨，奥3分の2は骨で囲まれている. 軟骨部にはアポクリン汗腺の一種である耳垢腺が開口する. 耳垢腺と脂腺の分泌物に，剥離した表皮の角質層が混ざって耳垢となる.

b. 中耳

外耳から鼓膜によって分けられる中耳は，鼓室，耳管，乳突蜂巣などからなる.

(1)鼓膜　直径約1cmの楕円形の薄い膜である. 内面にツチ骨の柄が付着しており(ツチ骨条)，鼓膜に伝わった空気の振動を耳小骨(ツチ骨)に伝える.

(2)鼓室　中耳の中にあり，鼓膜がとらえた音の振動を耳小骨によって内耳に伝える空間である.

(3)耳小骨　耳小骨にはツチ骨，キヌタ骨，アブミ骨の3つがある. それぞれが順に連結しており，鼓膜の振動を増幅して前庭窓へ伝える.

(4)耳管　鼓室前壁から下内側に出て，咽頭上部に開く長さ30～40mmの管である. ふだんは閉じているが，嚥下・あくびの際に開き，外耳と内耳の間に生じた気圧差を調節する.

c. 内耳

内耳は，前方から蝸牛，前庭，半規管の3部分からなる. 内耳の内部構造は骨迷路と膜迷路からなる. 複雑な形状をした骨迷路の内部には，骨迷路に似た形状の膜迷路が収まっている. 膜迷路の中には内リンパが満ちており，骨迷路と膜迷路の間隙には外リンパが満ちている.

(1)蝸牛　蝸牛は，管腔が中心軸(蝸牛軸)を中心に，ラセン状に2回転半巻く構造をしており，カタツムリの殻によく似ている. 蝸牛管の基底板にあるコルチ器(ラセン器)が音を感受する装置であり，有毛細胞の上にある聴毛には，蓋膜がかぶさっている(図13.5).

(2)前庭(球形嚢と卵形嚢)　前庭の球形嚢と卵形嚢は，互いに直角の位置で平衡斑を形成し，あらゆる方向への直線加速度を感受することができる. 平衡斑は有

図13.5　蝸牛とコルチ器の構造

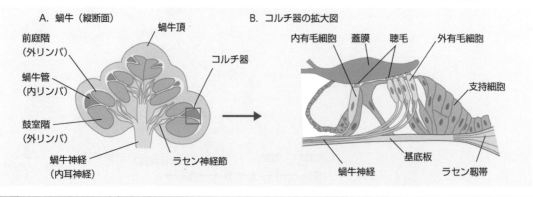

A. 蝸牛（縦断面）
蝸牛頂
前庭階（外リンパ）
コルチ器
蝸牛管（内リンパ）
鼓室階（外リンパ）
蝸牛神経（内耳神経）
ラセン神経節

B. コルチ器の拡大図
内有毛細胞　蓋膜　聴毛　外有毛細胞
支持細胞
蝸牛神経　基底板　ラセン靱帯

図 13.6　嗅覚系の構造

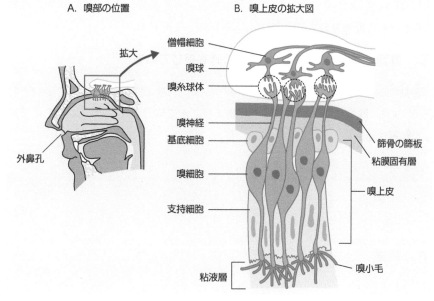

A. 嗅部の位置

拡大

外鼻孔

B. 嗅上皮の拡大図

僧帽細胞
嗅球
嗅糸球体
嗅神経
基底細胞
嗅細胞
支持細胞
粘液層
篩骨の篩板
粘膜固有層
嗅上皮
嗅小毛

毛細胞の上に平衡砂(耳石)をのせたゼリー様の膜が覆う.

(3)半規管　半規管には互いに直角な 3 つのループがあり，それぞれの根元には膨大部がある．膨大部には受容器として有毛細胞が集まり，上皮が肥厚して膨大部稜をなす．有毛細胞が，回転による内リンパの動きを感知することにより，あらゆる方向への回転加速度を感受することができる.

C.　嗅覚：鼻の奥にある嗅上皮でにおいを感じている

　嗅覚は，嗅上皮の中にある嗅細胞により受容される(図 13.6).　空気中の揮発性物質が粘液中に溶解し，嗅細胞の嗅小毛を刺激することにより嗅細胞が興奮する.

図 13.7　味覚系の構造

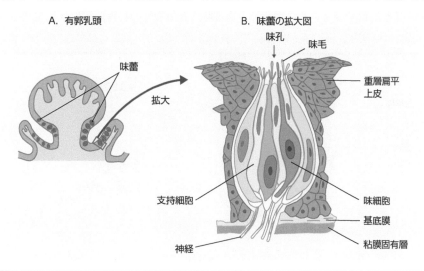

A. 有郭乳頭

味蕾

拡大

B. 味蕾の拡大図

味孔
味毛
重層扁平上皮
支持細胞
神経
味細胞
基底膜
粘膜固有層

嗅神経(嗅細胞の軸索の束)は，篩骨の篩板を貫いて頭蓋腔に入り，嗅球内で僧帽細胞とともに複雑なシナプス(嗅糸球体)を形成して終わる．

D. 味覚：舌乳頭の味蕾で食べ物の味を感じている

味覚(甘味，苦味，塩味[鹹味]，酸味，うま味)は，味蕾の味細胞によって受容される(図13.7)．味孔には味細胞の味毛が集まり，水に溶けた味物質(化学物質)に反応して興奮する．

13.2 | 感覚のしくみ

A. 視覚

a. 光の受容

視細胞には杆体と錐体がある．視細胞の外節には光を感受する視物質が含まれている．杆体視物質は**ロドプシン**で，レチナール(ビタミンAアルデヒド)とオプシン(タンパク質)が結合したものである．錐体視物質には，**赤錐体視物質，緑錐体視物質，青錐体視物質**の3種類があり，ロドプシンと同様にいずれもレチナールとオプシンからなるが，オプシンのアミノ酸配列がそれぞれ異なる．

視細胞は暗闇で−30 mV程度の膜電位を有し，脱分極している(図13.8)．これは，サイクリックGMP(cGMP)がNa⁺チャネルに結合することによってチャネルを開口させ，Na⁺が流入しているからである．光照射により，光を吸収したロドプシンがトランスデューシンを活性化する．活性化されたトランスデューシンはホスホジエステラーゼを活性化して，cGMPの分解を促進する．cGMPが減少するとNa⁺チャネルは閉鎖し，視細胞に過分極性の受容器電位が発生する．

杆体は暗所視，周辺視，黒白視に，錐体は明所視，中心視，色彩視に関係する．

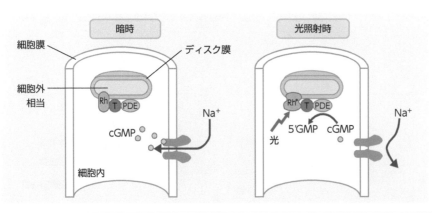

図13.8 視細胞における光受容機構
Rh＝ロドプシン；Rh＊＝構造変化を起こしたロドプシン；T＝トランスデューシン；PDE＝ホスホジエステラーゼ；cGMP＝サイクリックGMP

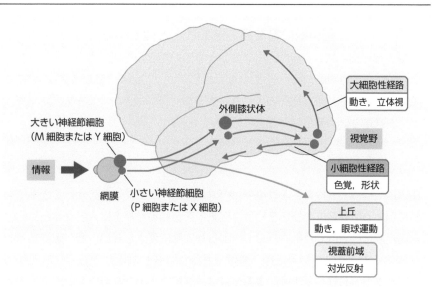

図 13.9　視覚情報の並列処理
色, 形, 動き, 奥行きは, 網膜から中継部位の外側膝状体を経て, 視覚野へ伝えられる. その後, 大細胞性経路と小細胞性経路に分岐する. 外側膝状体を通らず, 上丘や視蓋前域へ伝える経路もある.

明るいところから暗い所に入ると光覚感度が徐々に高まる. これを暗順応という.

b. 視覚情報処理

視対象の属性(色, 形, 動きなど)は並列処理されている(図 13.9). また, 網膜の神経節細胞の一部は中脳の上丘や視蓋前域に投射し, 上丘はサッケード運動(急速眼球運動)に, 視蓋前域は視運動性の眼振や瞳孔の対光反射に関与する.

c. 色覚とその異常

赤, 緑, 青の各錐体視細胞が刺激される割合によって, 感受される色相が決まる(三色説). 一方, 白と黒, 赤と緑, 黄と青といった心理学的に対立している色は同一の経路において, 興奮と抑制というような反対の過程を引き起こす(反対色説). したがって, 色覚受容の第 1 段階は三色説, その後の段階で反対色説的なプロセスに変換されることになる.

色合わせに三原色を必要とする三色型色覚者(健常者)には 3 種の錐体があり, 色合わせに 2 つの原色で足りる二色型色覚者には 2 種ある. 二色型色覚者は赤錐体, 緑錐体のどちらかに異常があり, 赤と緑が区別できない赤緑盲で, 最も多い. 一色型色覚者には錐体が欠如する. 赤および緑色素遺伝子は X 染色体上にあるため, 赤緑盲は劣性で伴性遺伝し, 女性(約 0.3%)より男性(約 5%)に多い.

B. 聴覚, 平衡覚

a. 音の性質と聴力

私たちの耳の可聴範囲は 10 〜 20,000 Hz にわたるが, 加齢とともに上限が低下し, 中年では 4,000 〜 5,000 Hz となる. 感度は 1,000 〜 4,000 Hz の音に最も高い. 音の強さは基準音の強さとの比としてデシベル(dB)の単位で表される.

硬い板に釘を打ち込むことと似ている

針は先端が細くなっており，釘を打つときの力がその先端に集中する（その単位面積あたりの力が増大する）から釘は硬い板に刺さっていく．音が液体（内耳）に進入するときも，まさにそのような状態をつくらないと（インピーダンスマッチングが行われないと）音は液体（内耳）に進入できない．

b. 中耳の機能

中耳は，鼓膜で受けた音を耳小骨（ツチ骨，キヌタ骨，アブミ骨）を介して能率よく内耳に伝える重要なはたらきを担う．空気中を伝わる音が水に入射すると，そのほとんどが水の表面で反射されごく一部しか内部に侵入しない．音を感受する内耳は液体で満たされているため，特別な機構が存在しないかぎり同じことが起こってしまう．しかし耳小骨による伝音は，鼓膜での小さな音圧を卵円窓での大きな音圧に変えるため，ほとんど損失なく音エネルギーが内耳に侵入する．

c. 内耳の機能

蝸牛の中心階は高 K^+ 濃度をもつ内リンパで満たされ，前庭階，鼓室階に対して＋80 mV ほど高い電位（蝸牛内電位）をもつ．このイオン組成および電位は中心階の外側面を構成する血管条のはたらきによってもたらされ，音信号の検出感度を高めている．内有毛細胞は音信号の符号化に，外有毛細胞は内有毛細胞の感度調節に役割を果たしている．

アブミ骨を介して音振動が内耳に侵入すると，基底膜に振動が発生し，波として蝸牛底から頂上に向かって進む（進行波）．周波数の高い音は蝸牛底から少し進んでピークに達するが，低周波音は蝸牛頂に近い所まで進入してピークをつくる．すなわち，音周波数によって基底膜の異なる部位に振動が引き起こされ，それが基本となって音周波数の弁別が行われる（図 13.10A）．音の変換は，基底膜の振動によりコルチ器官の有毛細胞の不動毛が曲がることによって起こる（図 13.10B）．特定の周波数に応じることを同調という．基底膜の鋭い周波数同調特性は，代謝非依存性の同調特性と代謝依存性の同調特性の両者により達成される．

d. 平衡覚

平衡感覚は，頭の運動や重力に対する頭の傾きの変化を感じる感覚で，主として前庭器官で受容される．前庭器官は，2 つの耳石器（球形嚢，卵形嚢）と 3 つの半規管（水平 [外側] 半規管，前半規管，後半規管）からなる．半規管は角加速度の受容器で頭の回転運動を検出する．水平，前，後半規管は互いに直交する面にある．これによって頭の回転加速度を 3 つの成分に分けて検知する．球形嚢と卵形嚢は直線加速度の受容器で，それぞれ垂直方向と水平方向の加速度を検出する．

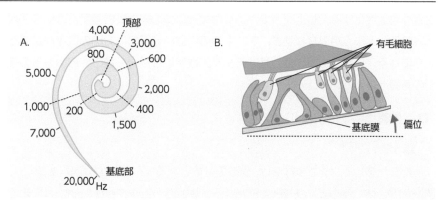

図 13.10　音の周波数と基底膜の振動との関係

A.

4,000　頂部
800　3,000
600
5,000
2,000
1,000　200　400
7,000　1,500
基底部
20,000 Hz

B.

有毛細胞
基底膜　↑ 偏位

C.　嗅覚

a.　においの受容

　嗅小毛には嗅覚受容体があり，これににおい分子が結合すると，**Gタンパク質，アデニル酸シクラーゼ**が順に活性化され，細胞内にサイクリック AMP が増加する（図 13.11）．このサイクリック AMP によって陽イオンチャネルが開き，細胞外の Na^+ や Ca^{2+} が流入して脱分極性の受容器電位が現れる．さらに，流入した Ca^{2+} は Ca^{2+} 感受性 Cl^- チャネルを開口させ，Cl^- が細胞内から細胞外へ流出して脱分極を増強する．

　においを嗅いでいると順応が起こり，やがて感じなくなる．この順応は，嗅細胞に流入した Ca イオンによって活性化されたカルモジュリンが，陽イオンチャネルのサイクリック AMP に対する感受性を低下させることにより起こる．順応には，また中枢機構もかかわる．

b.　においの識別

　ヒトは数十万種ともいわれるにおい分子を嗅ぎ分けることができる．ヒトには約 300 種の嗅覚受容体がある．1 つの嗅細胞は，その中から 1 種のみを選択して発現し，複数のにおい分子に応答する．逆に，1 つのにおい分子は複数の嗅覚

図 13.11　嗅細胞におけるにおい受容機構
R =嗅覚受容体；G＝Gタンパク質；AC＝アデニル酸シクラーゼ；cAMP＝サイクリック AMP；CAM＝カルモジュリン

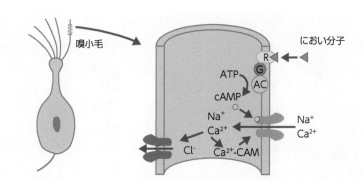

嗅小毛

におい分子

R
G
ATP
AC
cAMP
Na^+
Ca^{2+}
Na^+
Ca^{2+}
Cl^-
Ca^{2+}-CAM

受容体を活性化する．したがって，いくつのどの種の嗅覚受容体がどの程度活性化されるかという組み合わせが，1つ1つのにおい分子のにおいの質を決定することになる．こうした組み合わせは天文学的数字になり，多数のにおい分子の識別の基礎となっている．

D. 味覚

a. 基本味

私たちが感じるさまざまな味は，少数の基本となる味，すなわち塩味（食塩など），酸味（酢酸，クエン酸など），甘味（ブドウ糖，ショ糖など），苦味（硫酸キニーネ，ニコチン，カフェインなど），うま味（グルタミン酸，イノシン酸，グアニル酸など）の5つの**基本味**の混合によって生じる．

b. 味の受容

甘味，苦味，うま味は，**Gタンパク質共役型**の味覚受容体によって受容される（図13.12）．残りの酸味と塩味については，**イオンチャネル**が直接の受容体となっている．いずれも味細胞に脱分極性の受容器電位を発生させ，味細胞から味覚線維の終末部に向かって伝達物質を放出させる．この伝達物質のはたらきで味覚線維にインパルスが発生し，これを中枢へ伝達する．

c. 味覚の中枢機序

味蕾で受容された味の情報は，脳幹を経由して大脳皮質の第一次味覚野（前頭弁

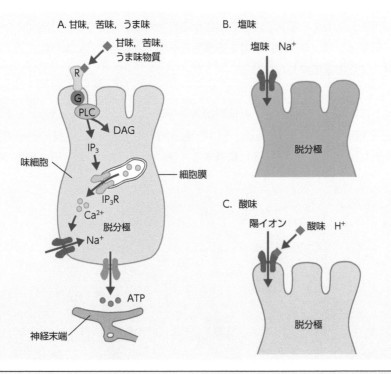

図13.12 味細胞における味覚受容機構
R＝味覚受容体；G＝Gタンパク質；PLC＝ホスホリパーゼC；IP_3＝イノシトール三リン酸；DAG＝ジアシルグリセロール；$IP_3R＝IP_3$受容体

　　　　　　　　　　　　　　　　　　　　　　　　　　　13. 感覚器

蓋と島の境界部）に送られる．すっぱいものを食べると，反射的にしかめっ面になる．これを味覚顔面反射といい，この反射中枢は脳幹にある．味質の大まかな処理は脳幹で終わり，それより上位では似かよった味の細かい差異を検出している．

皮膚感覚については第 14 章参照．

【問題】 感覚器についての記述である．正しいのはどれか．
(1) 硝子体は，虹彩の直後にある両面凸のレンズである．
(2) 水晶体の前面にある虹彩は，眼球内に入る光量を調節する．
(3) 鼓膜で受けた音波は，ツチ骨，アブミ骨，キヌタ骨の順に伝わる．
(4) 特殊感覚は，全身の皮膚と運動器で検知される．
(5) 網膜にある色を感じる細胞は，桿体細胞である．

[平成 28 年度栄養士実力認定試験 12]

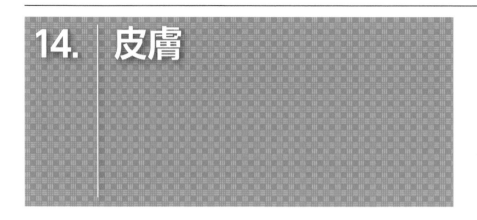

14. 皮膚

A. 皮膚：表皮，真皮，皮下組織の3層からなる

　皮膚は体表面側から表皮，真皮，皮下組織の3層に大別される（図14.1A）．皮膚の表面は通常，細かい溝やしわがあり，平滑ではない．手掌や足底部には規則的な高まりや溝が見られ，個人に特有な指紋，掌紋，足底紋をつくる．

a. 表皮

　角化*する重層扁平上皮からなり，メラニン細胞，ランゲルハンス細胞，メルケル細胞，樹状突起を有する細胞（樹状突起細胞）を含む．部位により細胞の重なり具合はちがってくるが，数層から十数層にまでなる．深い部分から表層に向かって基底層（あるいは胚芽層），有棘層，顆粒層，淡明層，角質層の順に層構造を形成する（図14.1B）．基底層の基底細胞は増殖を繰り返し，しだいに上の層に押し上げられ，最終的に角化してはがれていく．基底細胞のなかには細胞質にメラニン

*細胞内にケラチンというタンパク質が増加する現象で，最終的には細胞全体がケラチンに置き換えられて，細胞は死に，垢としてはがれていく．

図14.1　皮膚の組織構造

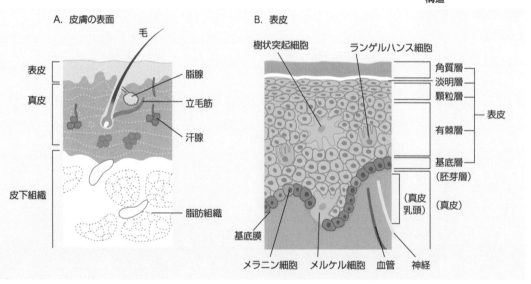

A. 皮膚の表面

毛
表皮
真皮
脂腺
立毛筋
汗腺
皮下組織
脂肪組織

B. 表皮

樹状突起細胞　　ランゲルハンス細胞
角質層
淡明層
顆粒層
有棘層
表皮
基底層
（胚芽層）
（真皮乳頭）
（真皮）
基底膜
メラニン細胞　　メルケル細胞　　血管　　神経

を含む顆粒をもつものが多い．これが色素として私たちの皮膚の色に反映するのである．

b. 真皮

表皮の下にある，膠原線維や少量の弾性線維からなる**線維性結合組織**である．線維芽細胞を中心に，**大食細胞，肥満細胞，形質細胞**など，おもに生体防御に関連する細胞が分布している．表皮との境界面には真皮側から突出した乳頭が見られ，ここに毛細血管や神経終末が入り込んでくる（真皮乳頭）．

c. 皮下組織

まばらな膠原線維と弾性線維が観察され，脂肪細胞の大小の集団，すなわち**皮下脂肪**が存在する．皮下脂肪の量には性，年齢，個体による顕著な差が存在する．

B. 皮膚の細胞が変化し，毛，爪，腺となる

a. 毛

毛は，発生学的には皮膚の一部が管状に落ち込んで，その底部から生えてくる表皮の変形といえる（図 14.2）．毛は全身の皮膚にあり，皮膚の保護や保温だけでなく，毛の根もとに絡むように存在する神経終末を通して触覚にあずかる感覚装置でもある．一般に毛は皮膚の表面に斜めに傾斜して生え，部位に対応して一定方向の毛流を形成し，その集まったところに旋毛（つむじ）を生じる．毛の形状は人種，個人，部位，年齢などによってかなりの差があり，色の差もかなり見られる．

皮膚の表面に出た部分を**毛幹**，皮膚の中に隠れた部分を**毛根**という．毛根は，毛によっては皮下組織にまで達し，毛根を包む表皮に続き，その外に真皮の続きである結合組織性毛包がある．毛包の下部はふくらみをもち，これを**毛球**という．

図 14.2　毛の構造

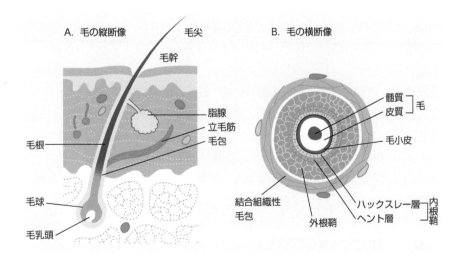

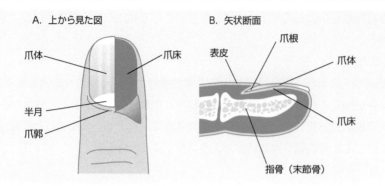

図 14.3　爪の構造

A. 上から見た図
爪体
爪床
半月
爪郭

B. 矢状断面
爪根
表皮
爪体
爪床
指骨（末節骨）

この部分には血管が豊富な真皮や皮下組織が入り込み**毛乳頭**を形成する．この毛乳頭を覆う上皮性毛包の頂点にあたるのが毛母といわれる部分で，毛根はここから発育する．毛包には**脂腺**が付属している．また，毛包の外側には**立毛筋**が密着している．立毛筋が収縮すると毛が立ち上がる(鳥肌)．

毛の断面(図14.2B)では**髄質**，**皮質**，**毛小皮**が区別され，皮質と毛小皮は強く角化している．皮質の細胞はメラニン顆粒を含み，老化によってこの色素顆粒が失われた状態が白髪である．

b. 爪

爪は，指端背側面で表皮の角化層が分化してできた角質器で，指端を保護し，支える意味をもつ．外に露出している本体部分を**爪体**，皮膚の中に隠れている部分を**爪根**，爪体をのせる皮膚面を**爪床**という．爪根の胚芽層といわれる部分から爪が新生され，後深部から前浅方へ押し出されて伸びる(図14.3)．

c. 腺性付属器

(1)脂腺　脂腺は普通，毛に付属している場合(毛包腺)が多いが，毛と関係しない皮膚表面に開く脂腺(独立脂腺)も見られる．腺細胞のほとんどの部分が脂肪性の分泌物(皮脂)に変わって，細胞全体が壊れるように分泌される(全分泌といわれる様式)．脂腺の分泌物は皮膚や毛の表面になめらかさを与える．脂腺の発達やその抑制には，男性ホルモン(アンドロゲン)や女性ホルモン(エストロゲン)が関与している．

(2)汗腺　汗腺は細長い単一の管状腺で，終末部は真皮の深い部分や皮下組織で糸玉状を呈し，上端は表皮を貫いて開口していて，汗を分泌している．汗腺には小型の**エクリン汗腺**(小汗腺)と大型の**アポクリン汗腺**(大汗腺)の2種類がある．エクリン汗腺は全身に分布し，いわゆる普通の汗腺とはこのエクリン汗腺をさす．アポクリン汗腺は体の特定の部位に限局して存在する．**耳道腺**，**腋窩腺**，**乳輪腺**，**肛門周囲腺**などがそうで，これらのアポクリン汗腺は毛包の上部に開口し，分泌物は特別な匂いや色を有することが多い(図14.4)．腺細胞の外側には筋上皮細胞が存在しており，この細胞は平滑筋のように収縮して腺の内容物を押し出す．

図 14.4　汗腺（エクリン汗腺，アポクリン汗腺）の組織構造

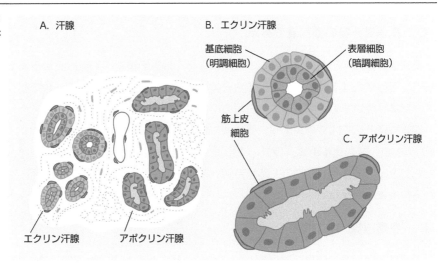

A. 汗腺

B. エクリン汗腺

基底細胞
（明調細胞）

表層細胞
（暗調細胞）

筋上皮
細胞

C. アポクリン汗腺

エクリン汗腺

アポクリン汗腺

図 14.5　乳腺の組織構造

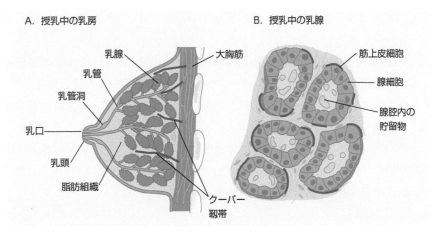

A. 授乳中の乳房

乳腺

乳管

乳管洞

乳口

乳頭

脂肪組織

大胸筋

クーパー
靱帯

B. 授乳中の乳腺

筋上皮細胞

腺細胞

腺腔内の
貯留物

(3)乳腺　　乳腺は女性生殖器の補助器官であるが，表皮が皮下組織の中に落ち込んで生じる一種の皮膚腺に分類される．前胸部の左右のふくらみが乳房で，その中央の突出を乳頭という．その周囲は色素に富む乳輪が取り巻き，妊娠時には色素が増してとくに黒くなる．乳輪にはアポクリン汗腺の１つである乳輪腺（またはモントゴメリー腺）が存在する．

　乳房の中に脂肪組織といっしょに埋没するように存在するのが乳腺で，１つの乳腺は十数個の汗腺に似た腺構造の集合からなり，その各腺からそれぞれ１本の乳管を出し，おのおのが別々に乳頭に開口する（図14.5）．乳腺は女性ホルモン（エストロゲン）によって発育し，下垂体前葉からの**プロラクチン**（PRL）が乳腺細胞の発達を促し，乳汁生成を可能にする．

C. 皮膚は一種の感覚器である

皮膚は，体の内部と外界との間の接点となる．外界の種々の刺激は直接皮膚に触れ，その情報は皮膚に分布する多数の神経終末によって感知される．したがって，皮膚は感覚器の一種としてとらえることもできる．

知覚神経としては**マイスナー小体**（触覚に関係），**ファーター・パチニ層板小体**（圧刺激の感知），**メルケル小体**，**ルフィニ小体**，**クラウゼ小体**などの特殊な構造をしたものと，種々の神経線維の末端が特別な構造，分化を示さず表皮細胞の間に終わる自由神経終末が見られる．

D. 皮膚感覚

皮膚感覚は，触・圧覚，温度覚（温覚，冷覚），痛覚からなる．触，圧，冷，温，痛の刺激に対する感度は一様ではなく，とくにこれらの刺激に対して閾値の低い部位（感覚点）が存在する．これらの点を**触点**，**圧点**，**冷点**，**温点**，**痛点**という．

a. 触・圧覚

触・圧覚は，皮膚表面に軽く触れる，あるいは圧する，といった弱い機械刺激によって起こる．触・圧覚にはマイスナー小体，ファーター・パチニ層板小体，メルケル小体，ルフィニ小体，毛包受容器などが関与する．触・圧覚の閾値は顔面とくに鼻や口唇で最も低い．皮膚上の2か所を同時に刺激したとき，その2点を離れているものとして識別できる最小距離を**2点弁別閾**といい，触・圧覚の識別能の尺度となる．この値は，指先，舌先部で最も小さい（2～3mm）．触・圧覚は，後索-内側毛帯系によって大脳皮質へ伝えられる．

b. 温度覚と痛覚

温点は皮膚温より高い温度（33～45℃）に反応し，冷点は低い温度（15～33℃）に反応する．温点や冷点は圧点や痛点に比べ，分布密度が低い．温度受容器は自由神経終末である．温度受容にはTRP（transient receptor potential）チャネルがかかわる．

皮膚の痛点は感覚点のなかで最も密度が高い．痛覚には自由神経終末が関与する．痛みは，急性痛と慢性痛に分類される．両者は単に時間経過が異なるのみならず，その発生機序に差がある．急性痛は組織に侵害刺激が加わることによって生じるが，慢性痛は持続的な痛みによって神経回路に可塑的な変化が起こり，それが一種の記憶として蓄えられた結果として慢性痛が生じる．痛みは刺激に対して順応しない．

痛覚受容器は，侵害刺激にのみ応じる高閾値機械受容器と，機械的，化学的，および熱刺激のいずれにも反応するポリモーダル受容器に大別され，前者は刺す痛み（一次痛）を，後者はやけつく痛み（二次痛）を引き起こす．ポリモーダル受容器

に発現しているバニロイド受容体やATP受容体が痛み受容にかかわる.

温度覚と痛覚は前側索系によって大脳皮質へ伝えられる.

【問題】 皮膚についての記述である. 正しいのはどれか.
(1) アポクリン汗腺は, 全身に分布している.
(2) 毛細血管や神経終末は, 表皮に入り込む.
(3) 下垂体前葉からのプロラクチンが, 乳腺細胞の発達を促す.
(4) 皮膚上の2点を刺激して識別できる最長距離を, 2点弁別閾という.
(5) 毛包の外側の立毛筋が弛緩すると毛が立ちあがる.

[創作問題]

15. エネルギー代謝と 体温調節

15.1 | エネルギー代謝

食物から摂取した**エネルギー基質**（糖質，脂質，タンパク質）は，酸化され，水，二酸化炭素，窒素化合物（タンパク質のみ）に分解される．生体はその過程で遊離したエネルギーを身体機能維持などに利用する．

A. 食物摂取を調節するしくみ

ヒトのエネルギー消費は一定でなく，また，摂取するエネルギー基質の質と量も変動する．しかし，長期的にみてエネルギーバランスがほぼ一定なのは，生体に食物摂取を調節する機構があるからである．

視床下部の腹内側核と外側視床下部にはそれぞれ**満腹 中 枢**，**摂食中枢**があり，摂食を調整する．腹内側核が破壊されると，満腹感が消失し，過食が起こる．胃の伸展，血糖値の上昇，体温の上昇などは摂食行動を抑制し，逆に血糖値の低下や体温の低下などは摂食を促進する（図 15.1）．

B. エネルギー代謝量の測定

エネルギー代謝の測定法には，ヒトの体から放出される全熱量を測定する**直接熱量測定法**と，呼吸ガス分析と窒素排泄量から計算する**間接熱量測定法**の 2 つがある．直接熱量測定法には大がかりで特殊な装置が必要なため，通常の代謝測定は間接法で行われる．

a. 間接熱量測定法

1 g のエネルギー基質が燃焼するのに必要な酸素の量と，そのとき出される熱量を知れば，ヒトが単位時間内に消費した酸素量から**代謝量**を計算できる．また，使われたエネルギー基質の量は酸素消費量，二酸化炭素排出量，尿中窒素排泄量

図 15.1　摂食調節に
関与する種々の因子

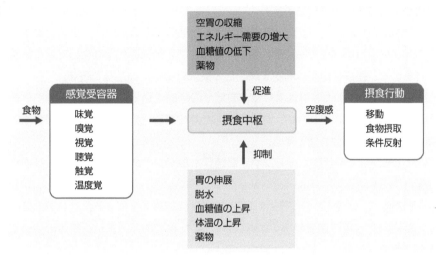

表 15.1　エネルギー基質の完全燃焼により発生する熱量，消費 O_2(LO_2)，排出 CO_2 量(LCO_2)，酸素熱当量(kcal/LO_2)，二酸化炭素熱当量(kcal/LCO_2)

基質	kcal/g	L O_2/g	L CO_2/g	kcal/L O_2	kcal/L CO_2
糖質	4.1	0.81	0.81	5.05	5.05
脂質	9.3	1.96	1.39	4.74	6.67
タンパク質	4.1	0.94	0.75	4.46	4.57

から得ることができる(表 15.1)．普通の状態では尿中窒素排泄量を無視して，酸素消費量と二酸化炭素排出量から代謝量を計算しても問題はない．

b.　呼吸商(RQ)

　単位時間あたりの二酸化炭素排出量と酸素消費量の比(二酸化炭素排出量/酸素消費量)をいう．糖質のみが体内で酸化された場合，RQ は 1.00 となり，脂肪やタンパク質のみが燃焼した場合，RQ はそれぞれ約 0.70，0.80 となる．通常，エネルギー基質として利用されているのは糖質と脂肪がほとんどであるから，RQ を測定すると，その時点で利用されている糖質と脂肪の割合が計算できる．ヒトの安静時の RQ は約 0.83 である．

C.　基礎代謝量

　ヒトの代謝量は環境温や体の諸条件に左右されるため，個人の間あるいは同一人の間でも経時的な比較をするためには，ある基準となる状態での代謝測定が必要となる．この目的に用いられるのが基礎代謝で，食後 12 ～ 14 時間以上経過後，安静 仰 臥位，眠っていない，着衣の状態で環境温が約 23℃といった条件下で測定する．

　一般の成人の基礎代謝量は 1,500 ～ 2,000 kcal/日である．体熱はすべて体表面から失われるが，体温を一定に保つためには，それに見合った熱を産生する必要がある．したがって，基礎代謝は体表面積あたりで表すことが望ましい．基

礎代謝には以下の因子が影響する.

(1)身体のサイズ　一般に体重の重いほうが基礎代謝は高いが,身体組織構成のちがいにより同体重でも基礎代謝は異なる.脂肪組織の代謝は極めて低く無視できるので,基礎代謝量は脂肪を除いた体重(除脂肪体重)あたりで表す.

(2)性と年齢　女性は男性より個体あたりの基礎代謝量は低いが,除脂肪体重あたりではほとんど差がない.体表面積あたりの基礎代謝量は乳児期と思春期に高く,加齢に伴いやや低下する.

(3)ホルモン　甲状腺ホルモンや副腎髄質ホルモンの増加などにより,基礎代謝量は高くなる.

(4)その他　体温 1℃の上昇に対して約 13%代謝量が上昇する.これは温度により組織の化学反応速度が速くなる(Q_{10}効果)ためである.また,飢餓の状態で基礎代謝量は減少し,過食では増加する.

D. 食べると代謝が亢進する食事誘発性熱産生(DIT)

　安静状態でも,食後数時間は代謝が亢進する.これを**食事誘発性熱産生**(DIT)という.摂取した糖質の 7%,脂肪の 4%,タンパク質の 30%に相当するエネルギー量がこの作用で不可避的に失われる.食物中に多くのタンパク質が含まれると食事誘発性熱産生による代謝亢進が大きく,体内で多くの熱が産生されるので,いわゆる体が暖まることになる.日本人の平均的食事では 10 〜 15%程度のエネルギー損失があるといわれる.

E. 肥満になるのはどうしてか

　定常状態ではエネルギー摂取量とエネルギー消費量が等しく,体重は一定に維持される.しかし,成長期や過食でエネルギー摂取量がエネルギー消費量より多くなると,貯蔵エネルギーの増加,すなわち体重の増加が起こる.全体重に対する脂肪組織重量が標準のヒトより多い場合を肥満という.肥満の原因として以下のような要因があげられる.

(1)家族性要因　両親が肥満している場合,その子どもは高率で肥満になるという.しかし,それが真の遺伝的因子によるかは明確ではない.ラットやマウスでも遺伝的な肥満があり,体脂肪量の調節に関与すると思われる物質(レプチン)はヒトでも発見されている.

(2)食事　食事の量が増せば当然肥満が起こるが,その摂取回数も肥満の成因として重要である.1 日に同じエネルギー量の食事を摂る際,食事の回数を減らし,1 回に食べる量を多くすると,同化ホルモンであるインスリンの分泌が亢進するので,体に脂肪がつきやすくなる.

(3)精神的因子　食物の摂取量は精神的影響を強く受ける.生活水準が高く,

裕福であると過食の傾向が出る．生活の単調さ（退屈）や非常に強いストレスが過食の原因になることもある．

(4)代謝性因子　種々の代謝性障害で肥満が起こるが，動物では褐色脂肪組織の代謝活性が肥満の形成に関与するとされる．褐色脂肪組織は強力な熱産生組織で，過剰に摂取したエネルギー基質を燃焼するといわれ，その活性の低下は肥満の要因となる．

(5)その他　視床下部の満腹中枢の障害や，ある種の薬物などで摂食量が増加し，肥満となることがある．

15.2 体温の調節

　ヒトは**恒温動物**であり，環境温が変化しても体内部の温度を 36.5 〜 37.5℃程度の一定範囲に保つことができる．そのため，巧妙な**体温調節機構**を備えている．

A. 体温を測る方法

　全身の温度分布は一様ではない．体の中心部の温度は高く，容易に変動しない（核心温あるいは深部体温）．この部分には重要臓器があり，体温調節とは核心温を一定に保つことである．これに対し，核心部を包む温度の低い部分を外殻といい，その温度（外殻温）は環境温などに強く左右され，容易に変動する（図 15.2）．

　核心温の指標として，直腸温，鼓膜温，食道温，舌下温，腋窩温などがある．鼓膜温は脳の温度を反映するといわれるが，その測定には注意を要する．腋窩温は実用的ではあるが厳密には核心温ではなく，諸条件に影響されやすい．

図 15.2　寒冷時と暑熱時における体内の温度分布のちがい

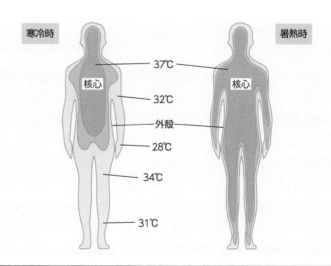

B. 体温は生理的に変動している

核心温は常に一定ではなく，ある範囲で生理的に変動している．

(1)日内変動　核心温は早朝に最も低く，その後徐々に上昇し，夕刻に最も高くなる．変動幅は 1.0 ～ 1.5℃程度である．

(2)性周期に伴う変動　女性には性周期に伴う核心温の変動がある．月経から排卵まで核心温は低く(低温期)，排卵後に核心温は上昇する(高温期)．変動幅は 0.2 ～ 0.5℃程度である．

(3)年齢による変動　新生児は体温調節機構が未熟で環境温に影響されやすい．幼小児期の核心温は成人より 0.5℃ほど高く，高齢者ではやや低下する．

(4)その他　食事や身体活動に伴って代謝が上昇し，核心温は上昇する．

C. 体熱平衡

体内では生命活動に必要な酸化過程によって常に熱が発生する．一方，おもに体表面から熱が失われ，両者が平衡を保って核心温が一定となる．体熱平衡は簡単に次の式で表される．

$$M = \pm R \pm C \pm K \pm E \pm W \pm S$$

M は代謝量を示し，R，C，K はそれぞれ輻射，対流，伝導による熱の移動量で，合わせて非蒸散性熱放散量といわれる．E は蒸発による熱移動量(蒸散性熱放散量)，W は仕事量，S は体熱量の変化である．ヒトでは汗をかかなくても皮膚表面や呼吸気道からの水分蒸発がある．これを不感蒸泄といい，1日の熱放散量の4分の1から3分の1を占める．

D. 体温を調節するしくみ

動物の核心温は自律性および行動性に調節されている．

a. 自律性体温調節反応

(1)熱産生　寒冷環境下や低体温時，ヒトは筋肉を律動的に細かく収縮させる．このとき，外部への仕事はなく収縮エネルギーはほとんど熱となる(ふるえ熱産生)．また，筋肉の収縮によらず肝臓や褐色脂肪組織でも熱産生が起こる(非ふるえ熱産生)．褐色脂肪組織はヒトでは新生児にのみ見られるといわれたが，現在は成人でも確認されている．

(2)非蒸散性熱放散　体内で産生された熱は血流によって体表面に運ばれ，外界へ放出される．暑熱環境下や高体温のときには，皮膚の血管が拡張し，大量の血液が体表面近くを流れて熱放散を促進する．特に，四肢の末端部には動静脈吻合といわれる血管構造があり，その開大時には血流量は 100 倍にもなる．寒冷

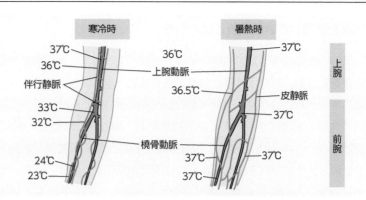

図15.3 上肢の血流と対向流熱交換系

寒冷時 / 暑熱時

37℃ / 36℃
36℃ — 上腕動脈
伴行静脈
36.5℃ — 皮静脈
33℃ / 37℃
32℃
24℃ — 橈骨動脈 — 37℃ / 37℃
23℃ / 37℃ / 37℃

上腕

前腕

環境下や低体温時には，皮膚血管は収縮し熱の放散を防ぐ．また，**対向流熱交換系**による熱の保持機構もある（図15.3）．ヒトでは著明でないが，立毛筋の収縮（いわゆる鳥肌）により皮膚表面の空気層を厚くし，熱移動を抑える．

(3)発汗　暑熱環境下ではヒトはほぼ全身から汗をかき，蒸散性熱放散を促進する．これを**温熱性発汗**という．環境温が35℃を超えると，発汗が唯一の熱放散の道となる．汗腺にはエクリン汗腺とアポクリン汗腺があるが，温熱性発汗に関与するのは**エクリン汗腺**である．汗腺は交感神経支配であるが，その神経伝達物質はアセチルコリンである．温熱性発汗のほかにも，精神的な緊張時に手のひらや足のうらに汗をかく精神性発汗があるが，これは体温調節には関与しない．

b.　行動性体温調節

動物は自律性調節のほか，さまざまな行動により体熱平衡を維持し体温を調節する．高温環境下では，ヒトは衣服を脱いだり，うちわや扇風機で空気の対流を起こして熱放散を増加させたりする．汗をかかない動物では唾液や泥を体に塗って蒸散性熱放散量を増やす．寒冷下では衣服を重ね着したり，体を丸めたりして熱放散を減少させる．また，ヒトは空調機によって自分の周りの環境温を快適な温度に調節し，温熱刺激自体を取り除いて，核心温を一定に保とうとする．

ホットな地方は味覚もホット

とうがらしなどにはカプサイシンという辛み成分が含まれる．これを摂取すると，皮膚血管が拡張し，発汗が誘発されるので，熱放散が増して核心温が低下する．暑い地方で香辛料をたくさん食べるのは，体温調節上，有利なことであろう．

E. 体温を調節している場所とはたらき

体温調節の中枢は視床下部の前部にあり，皮膚や生体各所にある温度の受容器からの情報を受ける．また，自身も温度を感受する．温度情報は統合され，前述の調節反応を引き起こして核心温を一定のレベルに保つ．

体温調節機序の説明に**セットポイント説**がある．核心温にはたとえば 37℃といった設定値（セットポイント）があり，体温調節中枢は実際の温度情報とセットポイントを比較し，そのずれをなくすように体温調節反応を起こす．また，セットポイントは視床下部の前部にある温度感受性ニューロンの活動状態で決定される．この説は概念的であるが，さまざまな現象を説明するのに都合がよい．

F. 体温の異常

a. 高体温と低体温

核心温が正常域から上昇，低下した場合をそれぞれ**高体温**，**低体温**という．体温の異常には 2 つの機序があり，1 つは体温調節中枢自体の異常によるもので，中枢神経の疾患などに付随する．もう 1 つは，中枢は正常であるが，なんらかの原因で体熱平衡が崩れた場合で，過酷な暑熱，寒冷環境条件下などで起こる（図15.4）．

b. 発熱

発熱は核心温の上昇を伴うが，高体温とは区別される．発熱は細菌などがもつ発熱物質により体温調節中枢が刺激され，セットポイントが上昇したことによると解されている．発熱の開始期には核心温はセットポイントより低いので，寒冷に対するのと同じ体温調節反応が起こり，解熱期には逆に核心温はセットポイン

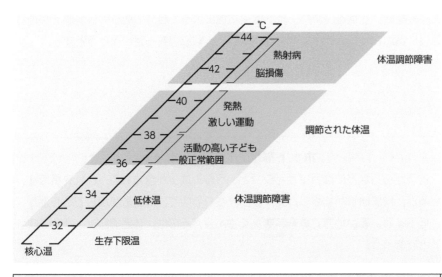

図15.4 体温の変動範囲
高温の場所で起こる熱による障害を総称して熱中症といい，熱けいれん，熱疲労，熱射病がある．

図 15.5　発熱の経過

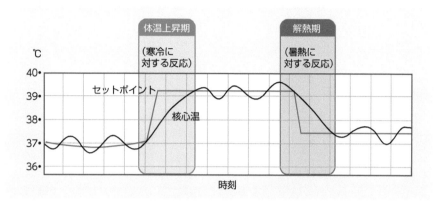

トより高くなっているので，発汗などの暑熱に対する調節反応が観察される（図15.5）．発熱とは逆にセットポイントが低下した状態を**アナピレキシア**という．

> **【問題】**　体温の調節についての記述である．正しいのはどれか．
> （1）体温調節の中枢は，小脳にある．
> （2）女性の基礎体温は，排卵期が最も高く，それ以後は下降する．
> （3）食事誘発性熱産生として消費されるエネルギーは，栄養素により異なる．
> （4）運動により体温が上昇すると，皮膚血管は収縮する．
> （5）体温には日内変動があり，日中は低く，夜間は上昇する．
> ［平成 27 年度栄養士実力認定試験 13］

参考書

- 新版 からだの地図帳　佐藤達夫監修，講談社
- 細胞と組織の地図帳　和氣健二郎著，講談社
- 栄養解剖生理学　河田光博ほか編，講談社
- プロメテウス解剖学コアアトラス第2版　坂井建雄監訳，医学書院
- ネッター　解剖学アトラス　相磯貞和訳，南江堂
- カラー図解　人体の正常構造と機能【全10巻縮刷版】第3版　坂井建雄ほか編，日本医事新報社
- 標準生理学第9版　本間研一監修，医学書院
- 細胞の分子生物学第6版，ニュートンプレス

問題の解答：p.17（4），p.31（2），p.49（3），p.61（2），p.70（2），p.83（3），p.97（4），p.107（1），p.117（5），p.132（3），p.144（3），p.155（2），p.161（3），p.169（3）

編者紹介

河田　光博
かわた　みつひろ

　　1977 年　京都府立医科大学医学部医学科卒業
　現　在　京都府立医科大学名誉教授／京都岡本記念病院教育担当顧問

三木　健寿
み き　けんじゅ

　　1983 年　京都府立医科大学大学院医学研究科修了
　現　在　奈良女子大学名誉教授

鷹股　亮
たかまた　あきら

　　1992 年　京都府立医科大学大学院医学研究科修了
　現　在　奈良女子大学研究院生活環境科学系生活健康学領域 教授

NDC 491　　189 p　　26 cm

栄養科学シリーズ NEXT
えいようかがく

人体の構造と機能　解剖生理学　第 3 版
じんたい　こうぞう　き のう　かいぼうせいり がく　だい　ばん

　　2020 年 1 月 24 日　第 1 刷発行
　　2023 年 8 月 22 日　第 5 刷発行

編　　者　河田光博・三木健寿・鷹股　亮
　　　　　かわた みつひろ　み き けんじゅ　たかまた　あきら
発 行 者　髙橋明男
発 行 所　株式会社　講談社

KODANSHA

　　　　　〒112-8001　東京都文京区音羽 2-12-21
　　　　　　　販　売　(03)5395-4415
　　　　　　　業　務　(03)5395-3615
編　　集　株式会社　講談社サイエンティフィク
　　　　　代表　堀越俊一
　　　　　〒162-0825　東京都新宿区神楽坂 2-14　ノービィビル
　　　　　　　編　集　(03)3235-3701
本文データ制作
カバー印刷　株式会社双文社印刷
本文・表紙
印刷，製本　株式会社ＫＰＳプロダクツ

栄養科学シリーズ NEXT

基礎化学 ISBN 978-4-06-155350-7	**運動生理学 第2版** ISBN 978-4-06-155369-9	**栄養教育論実習 第2版** ISBN 978-4-06-155381-1
基礎有機化学 ISBN 978-4-06-155357-6	**食品学** ISBN 978-4-06-155339-2	**栄養カウンセリング論 第2版** ISBN 978-4-06-155358-3
基礎生物学 ISBN 978-4-06-155345-3	**食品学総論 第4版** ISBN 978-4-06-522467-0	**医療概論** ISBN 978-4-06-155396-5
基礎統計学 第2版 近刊	**食品学各論 第4版** ISBN 978-4-06-522466-3	**臨床栄養学概論 第2版** ISBN 978-4-06-518097-6
健康管理概論 第4版 ISBN 978-4-06-533432-4 近刊	**食品衛生学 第4版** ISBN 978-4-06-155389-7	**新・臨床栄養学 第2版** ISBN 978-4-06-530112-8 新刊
公衆衛生学 第3版 ISBN 978-4-06-155365-1	**食品加工・保蔵学** ISBN 978-4-06-155395-8	**栄養薬学・薬理学入門 第2版** ISBN 978-4-06-516634-5
食育・食生活論 ISBN 978-4-06-155368-2	**基礎調理学** ISBN 978-4-06-155394-1	**臨床栄養学実習 第3版** ISBN 978-4-06-530192-0 新刊
臨床医学入門 第2版 ISBN 978-4-06-155362-0	**調理学実習 第2版** ISBN 978-4-06-514095-6	**公衆栄養学概論 第2版** ISBN 978-4-06-518098-3
解剖生理学 第3版 ISBN 978-4-06-516635-2	**新・栄養学総論 第2版** ISBN 978-4-06-518096-9	**公衆栄養学 第7版** ISBN 978-4-06-530191-3 新刊
栄養解剖生理学 ISBN 978-4-06-516599-7	**基礎栄養学 第4版** ISBN 978-4-06-518043-3	**公衆栄養学実習** ISBN 978-4-06-155355-2
解剖生理学実習 ISBN 978-4-06-155377-4	**分子栄養学** ISBN 978-4-06-155397-2	**地域公衆栄養学実習** ISBN 978-4-06-526580-2 新刊
病理学 ISBN 978-4-06-155313-2	**応用栄養学 第6版** ISBN 978-4-06-518044-0	**給食経営管理論 第4版** ISBN 978-4-06-514066-6
栄養生化学 ISBN 978-4-06-155370-5	**応用栄養学実習 第2版** ISBN 978-4-06-520823-6	**献立作成の基本と実践 第2版** ISBN 978-4-06-530110-4 新刊
生化学 ISBN 978-4-06-155302-6	**運動・スポーツ栄養学 第4版** ISBN 978-4-06-522121-1	
栄養生理学・生化学実験 ISBN 978-4-06-155349-1	**栄養教育論 第4版** ISBN 978-4-06-155398-9	

東京都文京区音羽 2-12-21
https://www.kspub.co.jp/

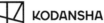 KODANSHA

編集 ☎03(3235)3701
販売 ☎03(5395)4415